Ursula Summ | Dr. Thomas Heintze

# Der **Trennkost** Doktor

Mit Trennkost Krankheiten lindern
Mit schnellen Rezepten für jeden Tag

Weltbild

# Inhalt
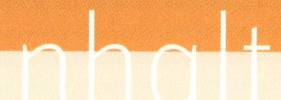

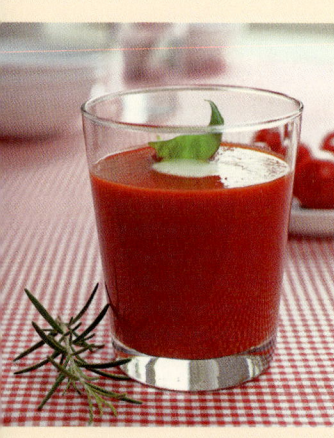

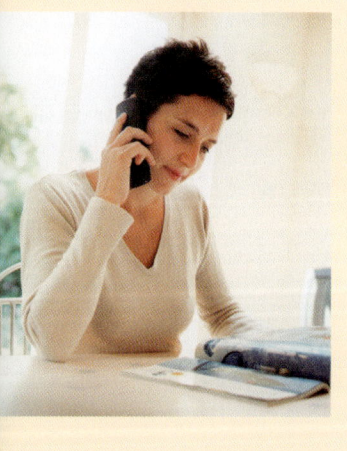

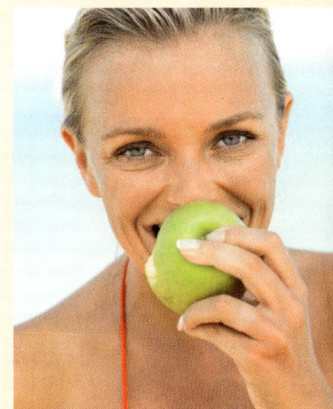

## 80    Gesund ernähren – step by step

### 82    Trennkost: die Rezepte

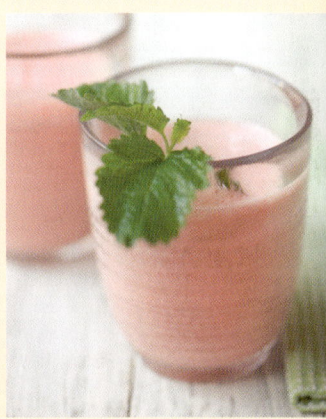

## Liebe Leserinnen, liebe Leser!

Sie wollen gesund sein, fit, schlank, gut gelaunt und klar im Kopf, sich einfach rundum wohl fühlen? Sie möchten wissen, wie Sie elegant abnehmen können, wie Sie bei verschiedenen Krankheiten die Heilungsprozesse durch Ernährung unterstützen können? In diesem Buch erfahren Sie, wie Sie durch vollwertige Trennkost und mithilfe zahlreicher Tipps und Tricks für Ihr Wohlbefinden dorthin gelangen können.

Denn: Wenn Sie Ihre Ernährung auf Trennkost umstellen und umsetzen, was in diesem Buch steht, können Sie an Lebensfreude und Gesundheit gewinnen. Die große Auswahl an Lebensmitteln – unabhängig von der Jahreszeit können wir uns heutzutage fast alles kaufen, was die Natur uns weltweit bietet – hat nicht zu einer besseren Ernährung geführt. Fast Food, Fertiggerichte, zu viel Fett, zu viel Zucker, zu viel Fleisch, zu oft und zu schnell gegessenes und falsch kombiniertes Essen machen uns krank. Andererseits hat unsere Nahrung – wenn wir uns nicht mit Bioprodukten ernähren – zu wenig wertvolle Vitalstoffe, ist denaturiert und nicht mehr vollwertig.

Dr. William Howard Hay hat vor gut 100 Jahren gezeigt, was eine richtig zusammengestellte Ernährung bewirken kann. Dr. Ludwig Walb hat die Haysche Trennkost danach in Deutschland populär gemacht und in seiner Klinik in Homberg/Ohm vielen Patienten damit geholfen. Im Frühjahr 1989 trat ich als Klinikchef und Buchautor die Nachfolge des »»Trennkostpapstes« Dr. Walb an. In den zwei Jahren unserer Zusammenarbeit bis zu seinem Tod konnte ich sehr viel von ihm lernen und von seinen jahrzehntelangen Erfahrungen profitieren. Ich verdanke Herrn Dr. Walb sehr viel. Er war ein Mensch mit Humor, großem Wissen und überragendem Können sowie tiefer Güte, menschlicher Größe, und vor allem – mit viel Herz.

> Die Krankheit hat viele Väter, doch die Mutter ist immer die Ernährung.
>
> *Chinesisches Sprichwort*

Ich wünsche Ihnen viel Freude beim Lesen und viel Erfolg beim Umsetzen unserer Vorschläge!

*Ihr Dr. Thomas Heintze*

# Sie ist kerngesund, zeitlos, trendy und über 100 Jahre alt.

Trennkost – Millionen kennen sie als beste Diät der Welt. Doch Trennkost kann mehr als nur Pfunde schmelzen lassen.

Trennkost schaut auf eine lange Geschichte zurück, lassen Sie mich kurz erzählen: Im Jahre 1907 erlitt der amerikanische Arzt Dr. William Howard Hay einen schweren gesundheitlichen Zusammenbruch und galt als unheilbar krank. Aber Hay wollte sich diesem Urteil nicht unterwerfen, suchte und fand die Lösung in einer Umstellung der Ernährung, die ihm letztendlich das Leben rettete. Dies war der Beginn einer neuen Ernährungsform mit dem damaligen Namen: »Hay System«. Später, in den Fünfzigerjahren, machte Dr. Ludwig Walb diese Form der Ernährung unter dem Namen »Die Haysche Trennkost« bekannt.

Heute, nach über 50 bzw. 100 Jahren, erweist sich die Trennkost immer mehr als Dauerbrenner. Denn nicht nur ich selbst, sondern mit mir viele Menschen haben erkannt: Der Schlüssel zur Gesundheit und zu erfolgreichem Abnehmen liegt in einem gut funktionierenden Stoffwechsel.

Mit diesem Buch als Grundlage werden Sie die Zusammenhänge zwischen Krankheit und Gesundheit besser verstehen und viele Antworten auf Ihre Fragen und Probleme finden. Das erspart Ihnen nicht nur Schmerzen, sondern auch Kosten und macht Ihr Leben leichter.
Machen Sie sich darum durch Wissen unabhängig und gleichzeitig bereit, jederzeit mit Ihrem Körper zu kommunizieren. Glauben Sie mir – Sie können es. Sie brauchen nur etwas Kenntnis, den Willen zur Gesundheit und die Liebe zu Ihrem Körper.

Ich wünsche Ihnen das große Aha-Erlebnis und viel Freude beim Einstieg in die Welt der Trennkost!

Herzlichst,
*Ihre Ursula Summ*

# Trennkost:
## *Ernährung als Therapie*

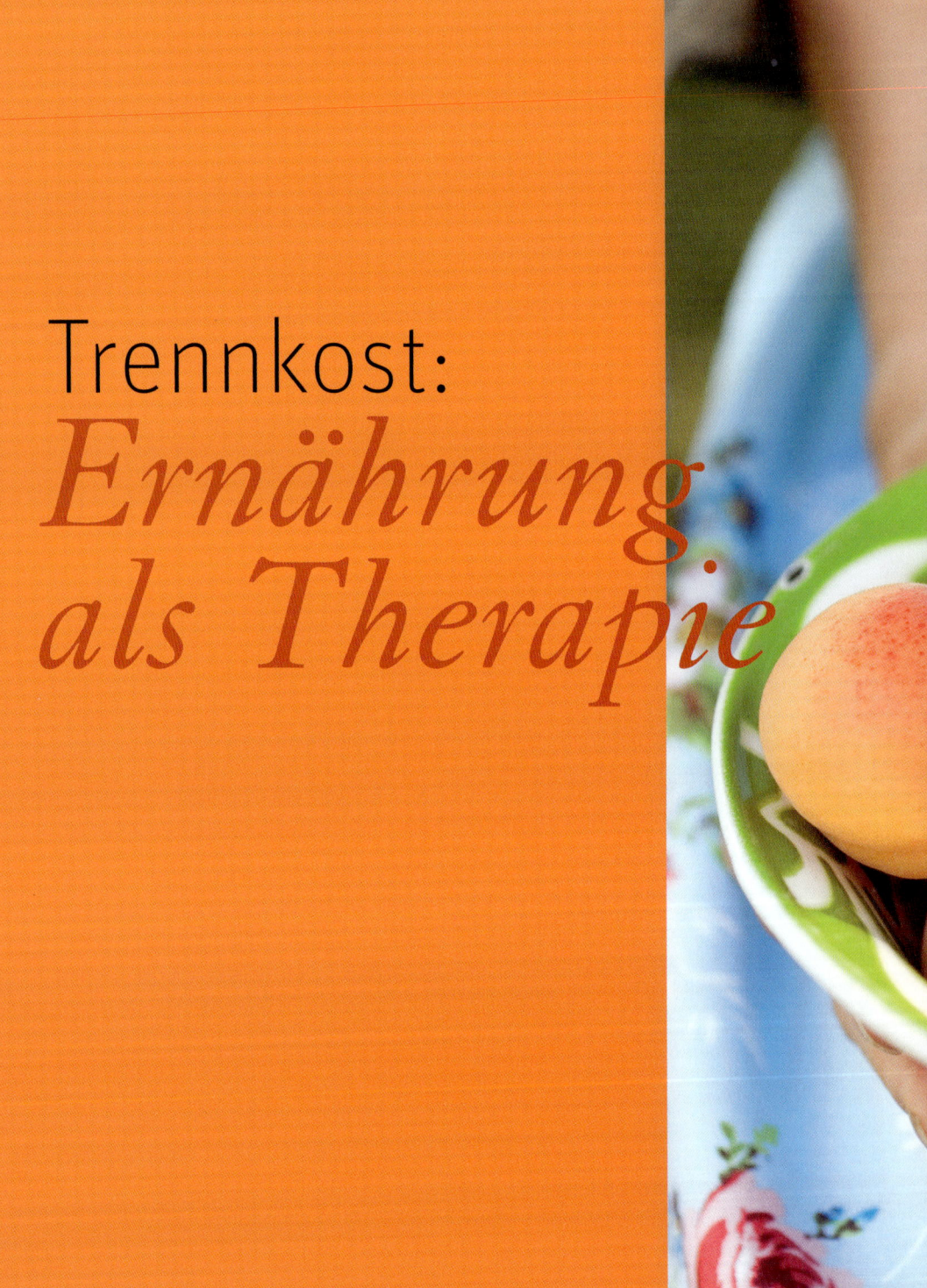

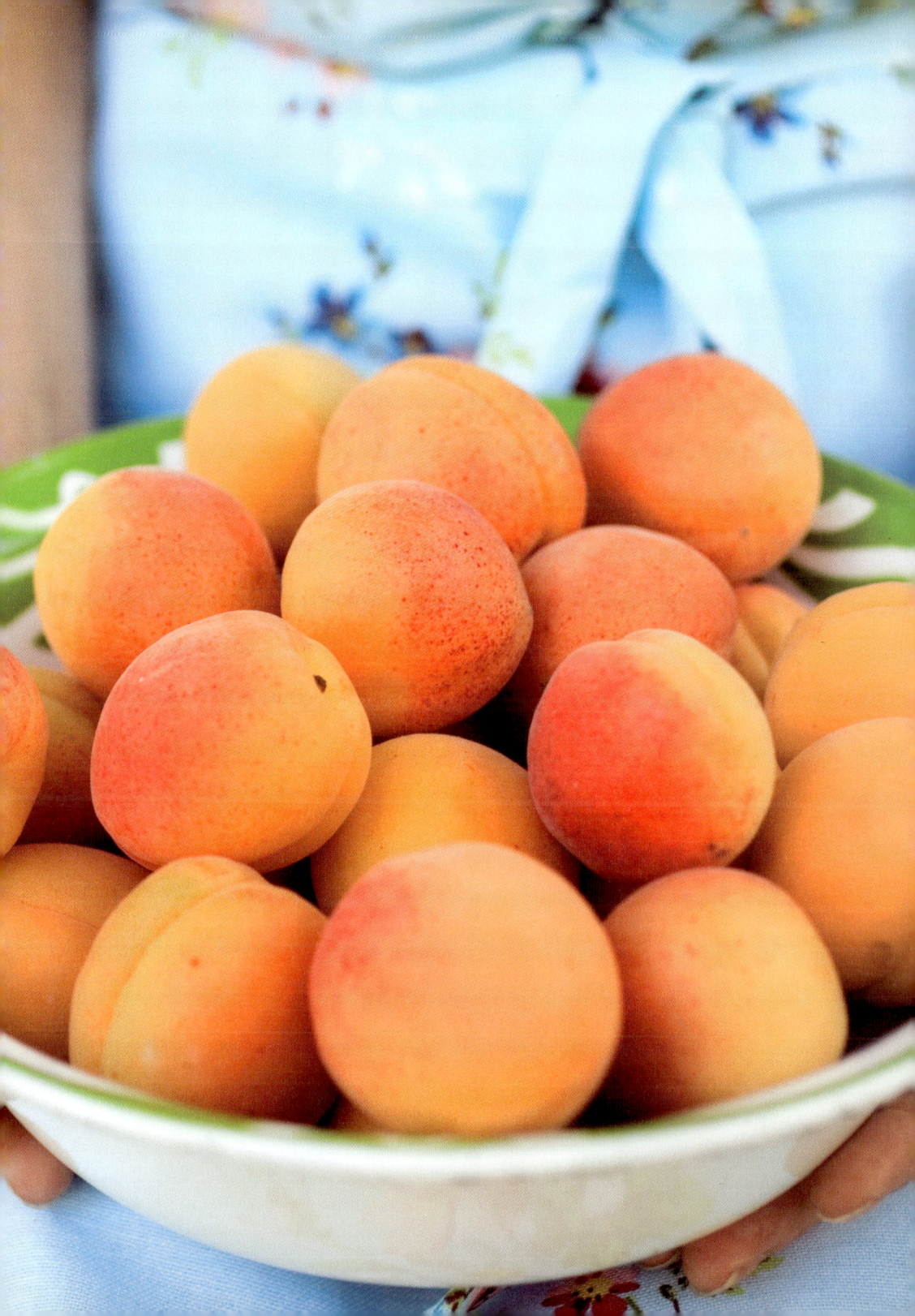

# Die *Geschichte* der Trennkost

Der Mensch ist, was er isst: Viele Menschen ernähren sich mangelhaft und wundern sich, wenn sie in ihrer Gesundheit beeinträchtigt sind oder sogar krank werden. William Howard Hay war einer der Ersten, dem der Zusammenhang zwischen Ernährung und Gesundheit in seiner vollen Tragweite bewusst wurde. Vor mittlerweile 100 Jahren entwickelte er die Haysche Trennkost.

## Der »Erfinder« der Trennkost: William Howard Hay

William Howard Hay wurde 1866 in Pennsylvania, USA, geboren. 1891 legte er sein medizinisches Staatsexamen ab. Im Laufe der nächsten 16 Jahre praktizierte er als Allgemeinmediziner und Chirurg. Bei der Lektüre medizinischer Fachliteratur stellte er immer wieder fest, dass unter den Fachleuten wenig Übereinstimmung über Ursachen und Therapien von Krankheiten herrschte, nicht einmal in den Punkten, die damals in der Wissenschaft als gesichert galten. Wenn sich nun aber schon die Mediziner uneins waren, wie sollte sich dann ein Laie bei den Ärzten sicher fühlen können?

## Hays Schlüsselerlebnis: die eigene Erkrankung

Im Alter von 41 Jahren erkrankte Dr. Hay an einem schweren Nierenleiden mit Bluthochdruck und anschließender Herzerweiterung. Hay war seit Jahren stark übergewichtig und hatte schmerzhafte Ödeme in den Beinen. Keiner der Spezialisten, die er aufsuchte, machte ihm Hoffnung auf Gesundung. Aber Hay gab nicht auf. In den schlaflosen Nächten im Krankenhaus dachte er nach. Seine eigene Appetitlosigkeit erinnerte ihn an eine Beobachtung, die er während seiner Kindheit auf einer Farm gemacht hatte: dass nämlich kranke Tiere jegliche Nahrung meiden. So verzichtete er auf das Essen und fastete. Nach einigen Tagen fühlte sich Hay bereits so gut, dass er von sich aus das Krankenhaus verließ und zu Hause ein vierwöchiges Fasten mit Gemüsebrühe und Milch durchführte. Danach nahm er nur noch vollwertige, vegetarische Mahlzeiten zu sich und stellte als ehemaliger starker Raucher das Rauchen ein.

## Ein Naturvolk als Vorbild

Intensive Literaturrecherchen bestätigten seine eigenen Erfahrungen: Hay war auf den Bericht über ein Bergvolk im Himalaja gestoßen, bei dem Zivilisationskrankheiten völlig unbekannt waren. Die Menschen ernährten sich ausschließlich von naturbelassenen Lebensmitteln und nahmen niemals kohlenhydratreiche und eiweißreiche Kost gleichzeitig zu sich. Hay stellte daraufhin seine Ernährung grundlegend um: Er aß nur noch »fundamental«, d. h., er nahm nur noch die Dinge zu sich, von denen er glaubte, dass sie den Menschen zur Nahrung bestimmt seien; und er verzehrte sie in ihrer natürlichen Form. Gleichzeitig trennte er vorwiegend eiweißreiche von vorwiegend kohlenhydratreichen Lebensmitteln. Die Menge, die er zu sich nahm, war nie größer, als es ihm im Augenblick notwendig erschien.

## Ein erstaunlicher Erfolg

Zur großen Verwunderung der behandelnden Kollegen verschwanden Dr. Hays Beschwerden bald völlig. Nach drei Monaten konnte er wieder ohne Mühe größere Entfernungen zu Fuß zurücklegen. Sein Gewicht sank um knapp 25 kg auf unter 80 kg. Jahre schienen von ihm abzufallen; er fühlte sich jünger und leistungsfähiger als je zuvor. Hay war genesen, obwohl ihn die medizinischen Kapazitäten seiner Zeit für unheilbar gehalten hatten.

## Die neue Ernährungstherapie macht Schule

Hays Vorstellungen über Entstehung und Heilung von Krankheiten änderten sich damit grundlegend. Er begann Erfahrungen mit Ernährungstherapie zu sammeln

und verordnete seinen Patienten eine Diät mit vollwertiger, rohkostreicher Nahrung – die später Trennkost genannt wurde. In der Folge eröffnete Hay drei Sanatorien und behandelte mit der von ihm selbst erprobten Methode der Ernährungsumstellung Tausende von Schwerkranken – darunter auch als unheilbar eingestufte Kranke.

Hay erlebte schier unglaubliche Erfolge. Zwar konnten nicht alle Patienten geheilt werden, doch zeigten die Behandlungen in fast jedem Fall Besserungstendenzen. Nur diejenigen, deren körperlicher Verfall bereits zu weit fortgeschritten war, wurden nicht vollständig gesund.

Dr. Hay blieb nach seiner Genesung gesund und leistungsfähig. Er starb 1940, 74-jährig, an den Folgen eines Unfalls.

# Das Geheimnis von Dr. Hays Erfolg

Aufgrund seiner eigenen Erfahrungen kam Hay zu dem Schluss, dass sich in einem naturgemäß ernährten Körper kaum Krankheiten entwickeln können. Selbst bei bereits bestehenden und sogar fortgeschrittenen Erkrankungen kann sich der Körper erholen, es sei denn, die Zerstörung eines oder mehrerer Hauptorgane ist bereits weit fortgeschritten.

Solange der Körper noch in der Lage ist zu genesen, sind nach Hay drei Dinge zur Gesundung notwendig:

- der feste Wille, gesund zu werden
- das Wissen um die Methode, mit deren Hilfe man wieder gesund werden kann;
- die feste Entschlossenheit, das Vorhaben durchzuhalten.

Ein schwacher Wille reicht nicht aus, um eine Besserung zu erzielen. Man muss den brennenden Wunsch empfinden, der einen befähigt, alles zu unternehmen, um gesund zu werden.

Diese wichtige Voraussetzung kann keine Klinik, kein Medikament und kein Operationssaal erfüllen. Die Gesundung hängt in diesem Punkt nur vom betroffenen Menschen selbst ab; er muss die Verantwortung für sich übernehmen.

## Eine konsequente Ernährungsumstellung ist wichtig

Dr. Hay erlebte Heilungen von vermeintlich unheilbar Kranken, die sich nach der Ernährungsumstellung besser fühlten als je zuvor in ihrem Leben. Sie waren in der Lage, Dinge zu tun, die für sie vorher nicht möglich gewesen waren. Ihre Ausdauer und Leistungsfähigkeit wurden von Jahr zu Jahr besser, ihre Lebensfreude war wieder da. Und dies waren keine Ausnahmen, sondern es war vielmehr die Regel, wenn die neue Ernährungsform auf Dauer genau befolgt wurde.

Nachdem er jahrzehntelang praktische Erfahrungen gesammelt hatte, verfasste Dr. Hay Bücher über diese erfolgreiche Ernährungsform, um so vielen leidenden Menschen den Weg zur Gesundung zeigen zu können.

## Genuss und gesunde Ernährung schließen sich nicht aus

Dr. Hays Überzeugung war: »Die einzig wahre Behandlung aller Krankheiten ist die Verhinderung ihrer Ursachen.« Gesunde Lebensführung und Ernährung bedeuten nicht, dass man deshalb auf die wirklichen Freuden des Lebens verzichten muss. Man kann durchaus genussreich essen und trotzdem, wenn man die Grundbegriffe der Ernährung richtig verstanden hat, dabei etwas für seine Gesundheit tun.

Dr. Hay betonte auch immer die Bedeutung der Gesundheit für eine gute geistige Entwicklung: Wenn sich Körper und Seele in Harmonie befinden, ist die Voraussetzung für eine angemessene geistige Entwicklung günstiger.

## Kollegenschelte für Dr. Hay

Dr. Hay hatte nicht nur eine neue Heilungsmethode entwickelt, er konnte auch ihre Gültigkeit beweisen – und doch traf er vor allem bei seinen Kollegen vorwiegend auf blankes Misstrauen und Unverständnis. Die Medizin war einfach noch nicht reif für Dr. Hays Konzept.

Seinerzeit glaubten viele Menschen an Wunderdrogen; man meinte, es gäbe gegen jede Krankheit eine Pille. Insofern schien es nicht nötig, dem Körper mit gesunder

Ernährung zu helfen. Aber Hay war couragiert genug, sich zu verteidigen und klar für seine Sache einzutreten.

## Der Durchbruch in Europa

Erstaunlicherweise gab es in England und Schottland viele Ärzte, die Dr. Hays Vorträge gehört hatten und seiner Lehre in allen Punkten zustimmten. Viele äußerten darüber hinaus, dass sie Erfolge erzielt hätten, die ohne die Anwendung des Hay-Systems nicht möglich gewesen wären.

In Deutschland machte 1939 Dr. Heinrich Ludwig Walb die von Dr. Hay empfohlene Ernährungsform populär. Seine Frau Ilse gab ihr den Namen: »Trennkost«.

Dr. Walb veröffentlichte 1957 erstmals das Buch »Die Haysche Trenn-Kost« und behandelte seit 1961 in der Klinik Dr. Walb in Homberg/Ohm über 100000 Patienten mit dieser Ernährungsform. Dr. Thomas Heintze übernahm 1989 die Klinik als Dr. Walbs Nachfolger, seit 2003 ist sie jedoch geschlossen. In all den Jahren hat sich die Haysche Trennkost auch in Deutschland als Therapie bei vielen Krankheiten bewährt.

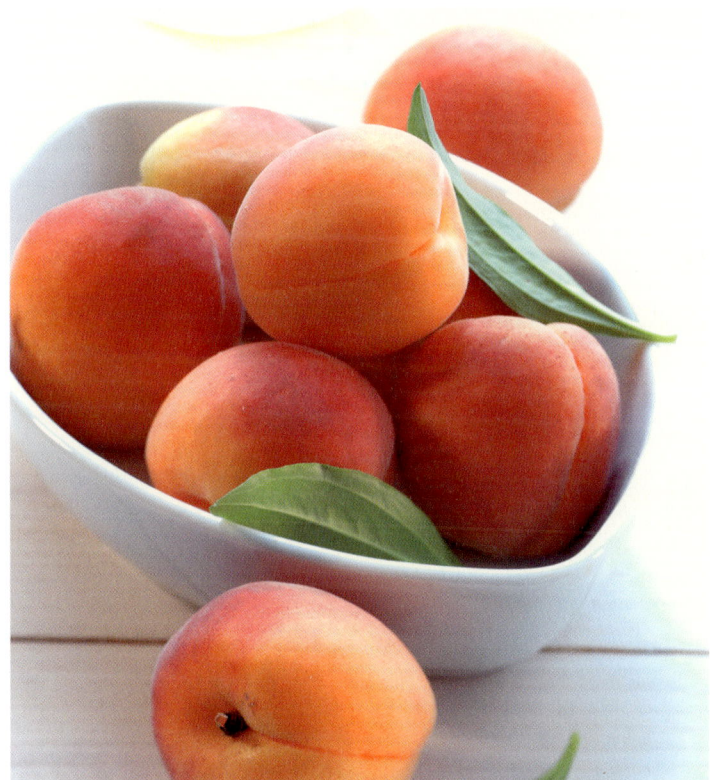

*Wichtig bei Trennkost: Die Lebensmittel sollten möglichst naturbelassen sein.*

# Wie funktioniert *Trennkost*?

*Der Schlüssel zur Gesundheit und zu einer erfolgreichen Gewichtsabnahme liegt in der richtigen Kombination der Nahrung. Trennkost ist eine ideale Ernährungsform, bei der Sie essen und genießen dürfen, ohne zu hungern, gleichzeitig dauerhaft Gewicht verlieren und sich dabei rundum wohl fühlen. Dahinter steckt eine Philosophie, die im Grunde ganz einfach ist.*

## Die Philosophie der Trennkosternährung

Für das Funktionieren unseres Körpers sind drei Dinge besonders wichtig: Ernährung, Stoffwechsel und Ausscheidung. Bei zu wenig, zu viel oder ungeeigneter Nahrung, bei schlechter Verbrennung aufgrund einer Verlangsamung des Stoffwechsels oder bei ungenügender Ausscheidung bleiben die Schlacken- oder Giftstoffe, die eigentlich ausgeschieden werden müssen, im Körper. Sie bewirken Unwohlsein und zeigen meist ein gestörtes Gleichgewicht an. Werden diese Signale des Körpers nicht beachtet, ist die Leistungsfähigkeit der Ausscheidungsorgane (Leber, Nieren, Darm, Lunge und Haut) bald erschöpft. Es stellen sich dann allgemeine Vergiftungserscheinungen (siehe Seite 15 f.) ein.

Gestützt auf diese Beobachtungen, entwickelte Hay seine Theorie: Nur durch eine naturgemäße Ernährung können dem Körper alle notwendigen Nährstoffe zugeführt werden. Auf diese Weise kann der Organismus optimal arbeiten, und der Stoffwechsel wird entlastet.

## Trennkost – die drei Grundregeln

Die Trennkost ist eine überwiegend laktovegetabile Ernährungsform, d. h., der Großteil der täglichen Nahrung besteht aus Salat, Gemüse und Obst, ergänzt durch Milch und Milchprodukte. Fleisch und Fisch sowie kohlenhydratreiche Nahrungsmittel, also Brot, Reis, Kartoffeln und Nudeln, gehören ebenfalls zur Trennkost, werden jedoch nur in kleinen Mengen verzehrt.

Diese drei Grundregeln der Trennkost sind:

1. Essen Sie nur naturbelassene, vollwertige Nahrungsmittel.
2. Nehmen Sie eiweiß- und kohlenhydratreiche Kost getrennt zu sich.
3. Halten Sie das Säure-Basen-Gleichgewicht im Körper stabil.

# Die Trennung von Eiweiß und Kohlenhydraten

Das Trennprinzip wurde in früheren Jahren mit der unterschiedlichen Verdauung von Kohlenhydraten und Proteinen im Magen wie folgt begründet: Die Nahrung, die wir zu uns nehmen, wird im Verdauungstrakt mithilfe von Verdauungssäften und Enzymen in kleinste Bausteine aufgespalten. Diese gelangen dann über Blutbahnen vom Darm in die Leber. Dort setzt unser Körper die Bausteine entweder nach eigenem Muster zusammen oder baut sie ganz ab, um Energie zu gewinnen.

## So funktioniert die Kohlenhydratverdauung

Die Verdauung der Kohlenhydrate aus der Nahrung beginnt im Mund. Verantwortlich dafür ist das Enzym Amylase, welches aus den Speicheldrüsen in die Mundhöhle gelangt. Es spaltet die in der Nahrung vorkommende Stärke (ein komplexes Kohlenhydrat) in kleine Bestandteile auf und benötigt dafür ein leicht basisches Milieu. Ist dieses nicht gegeben, kann die Amylase nicht optimal arbeiten; das heißt, die Stärke gelangt teilweise gespalten (also fast unverdaut) in den Magen und den Dünndarm. Isst man beispielsweise gekochte Kartoffeln (sie enthalten viel Stärke) zusammen mit saurem Obst, dann kann die Amylase laut Dr. Hay nicht optimal wirken, da in der Mundhöhle durch die Fruchtsäuren nicht mehr das leicht basische Milieu herrscht.

Auch im Dünndarm wird Stärke mithilfe von Amylase verdaut, die aus der Bauchspeicheldrüse stammt. Ist das Milieu im Darm infolge von stark säurebildender Ernährung nicht leicht basisch, kann es auch hier zu einer Beeinträchtigung der Verdauung kommen. Die Folgen sind Gärungsvorgänge mit Gasbildung. Hinzu kommt häufig, dass viele Menschen eine unphysiologisch (unnormal) zusammengesetzte Darmflora (Darmbakterien) haben. Dies verursacht zusammen mit den Gärungsvorgängen im Darm das vielen von uns bekannte Völlegefühl nach dem Essen sowie belastende Blähungen.

## Wie wird Eiweiß verdaut?

Die Eiweißverdauung beginnt im Magen und setzt sich im Dünndarm fest. Verantwortlich dafür sind das Enzym Pepsin sowie Salzsäure. Damit die Verdauung optimal ablaufen kann, muss das Milieu im Magen sehr sauer sein. Isst man nun beispielsweise ein eiweißreiches Lebensmittel, wie z. B. Fleisch oder Fisch, zusammen mit einem kohlenhydratreichen, z. B. Kartoffeln, Nudeln oder Brot, dann kann die Verdauung laut Dr. Hay nicht optimal funktionieren, da beide Enzyme (Amylase und Pepsin) ein unterschiedliches Milieu brauchen (Amylase ein leicht basisches und Pepsin ein sehr saures). Dem Körper wird die Verdauungsarbeit so unmäßig erschwert. Die Folge ist das Gefühl der Müdigkeit, das sich oft nach dem Essen einstellt.

Um die Verdauungsorgane zu entlasten, riet Dr. Hay, bei den jeweiligen Mahlzeiten eiweißreiche Lebensmittel nicht zusammen mit kohlenhydratreichen Lebensmitteln zu essen – dies ist eines der Trennkostprinzipien (siehe Seite 12).

Studien zu dieser These von Dr. Hay haben allerdings ergeben, dass seine Begründung falsch war – die wissenschaftlich korrekte und aktuelle Erklärung finden Sie im Weiteren auf Seite 27 ff. Die positive Wirkung der Trennkost hat Hay jedoch richtig beschrieben.

(siehe Seite 12)
auf Seite 27 ff.

**INFO**

Eine hundertprozentige Trennung von Eiweißen und Kohlenhydraten in einer Mahlzeit ist weder möglich noch notwendig. Bereits durch die Trennung der Extreme wird der Verdauungstrakt ausreichend entlastet.

## Das Säure-Basen-Gleichgewicht

Säuren und Basen können dem Körper entweder von außen über die Nahrung zugeführt werden, oder sie fallen im Rahmen des Stoffwechsels im Organismus selbst an. All diese Säuren und Basen gehen in die Bilanz des Organismus ein.

Da unser Körper nur dann überleben kann, wenn zwischen Säuren und Basen ein Gleichgewicht besteht, verfügt er über bestimmte Regelmechanismen, sogenannte Puffersysteme, die immer wieder für einen Ausgleich sorgen. Dennoch können, so Dr. Hay, bestimmte Faktoren den Körper so belasten, dass die Puffersysteme nicht mehr funktionieren. Neben falscher Lebensführung kann eine ungünstige Ernährungsweise ein solcher Faktor sein.

## Ernährung und Säure-Basen-Haushalt

Die Lebensmittel, die wir essen, werden im Körper unterschiedlich verstoffwechselt. Aus den einen entstehen Säuren (man bezeichnet diese dann als »Säurebildner«), aus den anderen Basen (diese Lebensmittel bezeichnet man als »Basenbildner«).

Zu den Säure- bzw. Basenbildnern gehören folgende Lebensmittel:

- **stark säurebildend:**
  Fleisch, Wurst, Fisch, Eier, Käse, Süßwaren, Weißmehlprodukte, Alkohol und Kaffee
- **schwach säurebildend:**
  Quark, Sahne, Nüsse und Vollkornprodukte
- **schwach basenbildend:**
  Trockenobst, Rohmilch und Pilze
- **stark basenbildend:**
  Gemüse, frisches Obst, Kartoffeln und Blattsalat

Generell kann man sagen, dass sowohl Lebensmittel, die überwiegend aus Eiweiß bestehen, als auch solche, die sehr kohlenhydratreich sind, säurebildend wirken.

Überwiegend säurebildend sind tierische Lebensmittel; pflanzliche Lebensmittel wie Obst, Gemüse und Salat hingegen haben eher basenbildenden Charakter. Die basenbildende Wirkung der vegetarischen Kost wird auf den hohen Gehalt der Nahrung an den Mineralstoffen Kalium, Kalzium, Magnesium und Natrium zurückgeführt. Studien haben gezeigt, dass Vegetarier meist gesünder sind als andere; sie haben seltener Herzinfarkte, oft bessere Blutfettwerte und brauchen allgemein weniger Medikamente.

## Die drei Lebensmittelgruppen

Bis auf wenige Ausnahmen wie Bohnen und Erbsen bietet uns die Natur Lebensmittel, die entweder überwiegend aus Eiweiß oder überwiegend aus Kohlenhydraten bestehen.
Eine dritte Gruppe von Lebensmitteln enthält weder viel Eiweiß noch viele Kohlenhydrate. Aus diesem Grund stufte Dr. Hay diese Gruppe als »neutral« ein. Zu dieser Gruppe gehören beispielsweise pflanzliche Fette und Öle, tierische Fette, gesäuerte Milchprodukte und Käse mit mehr als 60 Prozent Fett i. Tr. sowie Gemüse, Salat, Nüsse und Gewürze.
Zu den Nahrungsmitteln, die überwiegend Protein, also Eiweiß, enthalten, gehören z. B. Fleisch, Fisch, Meeresfrüchte, ungesäuerte Milch und Käse bis 50 Prozent Fett i. Tr.
Zu den vorwiegend Kohlenhydrate enthaltenden Lebensmitteln gehören zum einen stärkehaltige Lebensmittel wie Vollkornprodukte, Kartoffeln, Naturreis und Topinambur, zum anderen überwiegend zuckerhaltige Lebensmittel wie Bienenhonig, Datteln und Feigen.

INFO

Mehr zur Einteilung der Lebensmittel erfahren Sie in der Tabelle auf den Seiten 146 bis 149 dieses Buches.

## Wie geht unser Körper mit den von ihm gebildeten Säuren um?

Bei der Verstoffwechselung von kohlenhydratreichen Lebensmitteln fällt viel Kohlensäure ($H_2CO_3$) an. Diese wird in den Körperflüssigkeiten zur Lunge transportiert und dort abgeatmet. Bis dahin verbleibt der Säureüberschuss jedoch im Körper.
Eine andere Gruppe von ausscheidungspflichtigen Säuren entsteht im Stoffwechsel aus schwefel- und phosphorhaltigen Nahrungsmitteln wie beispielsweise Fleisch- und Wurstwaren oder auch Colagetränken.
Verzehrt man überwiegend säurebildende Lebensmittel, dann kann es, so Dr. Hay, zu einer Übersäuerung des Körpers kommen. Diese ist seiner Meinung nach die Hauptursache für die Entstehung zahlreicher Krankheiten.

## So kommt es zu einer Übersäuerung des Körpers

Dr. Hay fand noch weitere Zusammenhänge zwischen Ernährungsweise und Übersäuerung des Körpers:
An erster Stelle ist dabei der Verzehr von nicht naturbelassenen Nahrungsmitteln zu nennen. Industriell aufbereitete kohlenhydratreiche Nahrungsmittel wie z. B. weißes Mehl und weißer Zucker werden im Kör-

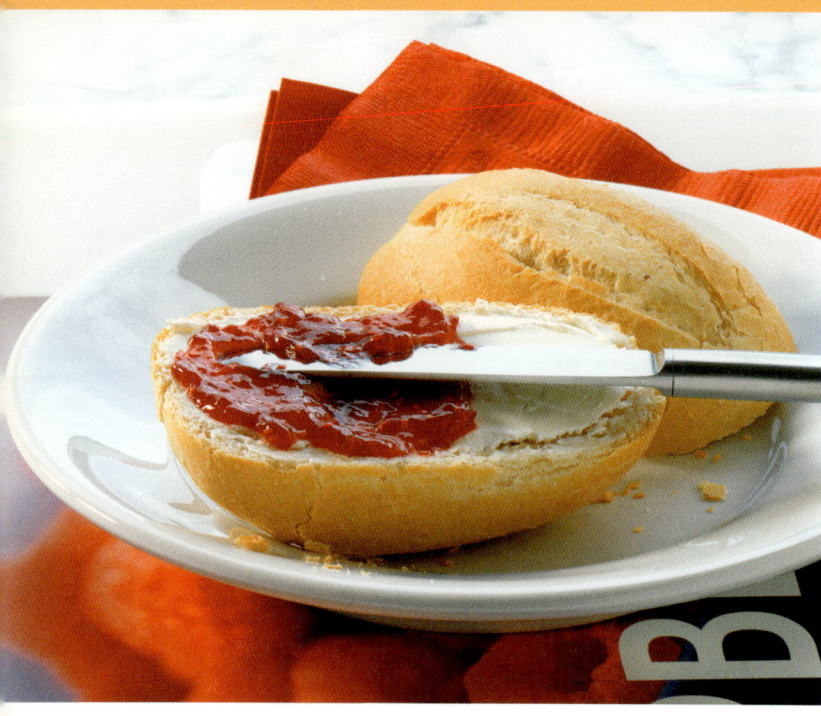

*Weißes Mehl und Zucker können zu einer Übersäuerung des Körpers führen.*

per unter anderem zu Kohlensäure abgebaut. Für die Verdauung dieser säurebildenden Lebensmittel werden gleichzeitig basenbildende Mineralstoffe (Kalzium, Magnesium, Kalium, Natrium, Eisen) und B-Vitamine benötigt. Diese sollten eigentlich das Säure-Basen-Gleichgewicht erhalten. Da sie nun aber beim Verstoffwechseln bereits verbraucht werden, können sie ihre Aufgabe nicht mehr erfüllen.

Auch durch Verstopfung kann es zu einer Übersäuerung kommen. Sie ist oft die Folge einer falschen Lebensmittelzusammenstellung und einer zu geringen Ballaststoffzufuhr. Durch Verstopfung kann es im Darm zu Fäulnis und Gärung kommen, durch die Giftstoffe, Säuren sowie krebserregende Substanzen entstehen können.

Als Letztes ist noch die falsche Kombination von Lebensmitteln als mögliche Ursache für die Übersäuerung anzuführen. Diese belastet die Verdauungsorgane und verzögert damit gleichzeitig die Verdauung, was wiederum mitverantwortlich für die Entstehung von Säuren ist.

## Die natürlichen Säuren

Säuren haben im Körper von Natur aus ganz bestimmte Aufgaben:

- Die im schwer arbeitenden Muskel entstehende Milchsäure und Kohlensäure rufen das Müdigkeitsgefühl hervor, das uns daran erinnert, rechtzeitig mit der körperlichen Bewegung aufzuhören.
- Säure bewirkt an freien Nervenendigungen Schmerz. Dies ist ein wichtiges Warnsignal, denn der Schmerz weist darauf hin, dass im Körper etwas nicht in Ordnung ist.

- Ein Anstieg der Kohlensäure im Blut wirkt auf das Atemzentrum, sodass dann durch tiefere Atmung vermehrt Kohlensäure abgeatmet wird, um das Säure-Basen-Gleichgewicht wiederherzustellen.

## Was bewirkt eine Übersäuerung?

Im Übermaß im Körper vorhandene Säuren, also eine Übersäuerung, kann sich jedoch negativ auf unseren Organismus auswirken – bis hin zu depressiven Verstimmungen. »Ich bin sauer«, sagt man in intuitiver Erkenntnis dieser Tatsache. Umgekehrt löst ein mehr basischer Stoffwechselzustand eine freudige Stimmung aus.

Außerdem kann eine länger anhaltende leichte Übersäuerung des Blutes zum Abbau von Knochensubstanz führen. Wenn der Körper die Säuren im Blut nicht mehr abpuffern kann, holt er sich aus der Basenreserve im Skelett die zur Pufferung notwendigen Mineralien. So kann es allmählich zu einer Knochenentkalkung (Osteoporose) kommen.

## Messgröße für den Säure-Basen-Haushalt: die pH-Werte

Die Lebensvorgänge in einem Organismus sind abhängig von einem gewissen inneren Milieu. Viele Regelkreise sorgen dafür, dass diese unerlässlichen Bedingungen trotz unterschiedlicher Nahrungszufuhr und vielfältiger anderer Einflüsse immer konstant bleiben.

Der sogenannte pH-Wert (potentia hydrogenii = Wasserstoffstärke) ist die Maßzahl für den basischen oder sauren Charakter einer Lösung. Der pH-Wert kann zwischen 0 und 14 liegen. Ein pH-Wert von 7 zeigt den Neutralpunkt für destilliertes Wasser an. Dieses ist weder basisch noch sauer. Niedrigere pH-Werte zeigen ein zunehmend saures, höhere Werte ein zunehmend alkalisches bzw. basisches Milieu an.

## Wie wird der pH-Wert im Körper ermittelt?

Der relativ einfach messbare pH-Wert des Blutes ist eine der Messgrößen, die zur Kontrolle des Säure-Basen-Haushalts im Körper herangezogen werden. Die Säure-Basen-Verhältnisse im Blut werden zwischen einem pH-Wert von 7,36 und 7,44 konstant gehalten. Erfolgt eine Verschiebung nach unten oder oben (unter 7,0 bzw. über 7,7), kann das unter Umständen lebensgefährlich werden.

Im Gegensatz zum Blut ist der pH-Wert in den Zellen unseres Körpers niedriger, er schwankt zwischen 6,8 und 7,0. Die Körperzellen müssen ein Zuviel an Säuren oder Basen schnell ausgleichen. Sie geben überschüssige Säuren und Basen nach außen in das alle Zellen umgebende Bindegewebe ab, von wo diese in die Lymphbahnen und schließlich ins Blut gelangen.

Säuren bzw. Basen aus dem Blut werden über den Urin aus dem Körper ausgeschieden. Deshalb zieht man auch den pH-Wert des Urins als Anzeiger des Säure-Basen-Gleichgewichts heran. Da sich der Körper aber auch über den Schweiß und den Stuhl überflüssiger Säuren entledigen kann, lässt sich der Gesamt-Säure-Basen-Zustand im Organismus über den Urin-pH-Wert lediglich orientierend beurteilen.

## Wie wird Übersäuerung verhindert ?

Sowohl über die Ernährung als auch durch körperliche Bewegung können die Säure-Basen-Verhältnisse im Körper beeinflusst werden. Sport sowie jede andere Form körperlicher Betätigung helfen, Säureüberschüsse abzubauen. Auch basenbildende Nahrung wie Obst, Gemüse und Salat wirkt in diese Richtung. Zusätzlich können Sie sogenannte Basenpräparate einnehmen. Essen Sie hingegen säurebildende Lebensmittel, so kann dies beispielsweise Kalzium aus den Knochen mobilisieren, das dann mit Stuhl und Urin ausgeschieden wird. Mögliche Folgen dieses Kalziummangels sind Karies, Osteoporose (Knochenentkalkung) und gehäuftes Auftreten von kalziumhaltigen Nierensteinen.

Eine streng vegetarische Kost ohne Fleisch, Fisch, Eier und Milchprodukte ist basenbildender als eine vegetarische Ernährung, bei der Milchprodukte und Eier verzehrt werden dürfen. Letztere ist wiederum basenbildender als normale Mischkost mit Milch, Eiern, Fleisch und Fisch. Unter dem wichtigen Blickwinkel des Säure-Basen-Haushalts können wir so die Ernährung beurteilen. Darüber dürfen wir jedoch nicht den Blick für das Ganze verlieren, was auch Dr. Hay immer wieder betonte.

## Vollwertige Trennkost

Neben den Aspekten der Trennkost und des Säure-Basen-Haushalts sollte auch die Ökologie beim Essen berücksichtigt werden. Das passiert vorbildlich bei der Vollwertkost, die in Bezug auf die Lebensmittelauswahl vieles mit der Trennkost gemeinsam hat. Grundsätzlich ist der Verzehr von industriell verarbeiteten Lebensmitteln bei beiden Ernährungsformen so weit wie möglich einzuschränken. Durch die industrielle Aufbereitung wird ihnen nämlich ein Teil der natürlichen Begleitstoffe wie beispielsweise Vitamine, Spurenelemente, Mineralstoffe und Enzyme entzogen, gleichzeitig werden sehr oft Lebensmittelzusatzstoffe beigefügt, die gesundheitlich schaden können.

Greifen Sie beim Einkauf möglichst auf unbelastete, vollwertige Lebensmittel aus ökologischem Anbau zurück, da Lebensmittel aus konventionellem Anbau häufig Kunstdünger und giftige Pestizide (Pflanzenschutzmittel) enthalten, die Ihrer Gesundheit schaden.

Mittlerweile gibt es immer mehr Höfe, die ökologische Landwirtschaft betreiben. Im Anhang finden Sie die Namen und Anschriften der wichtigsten Verbände der ökologischen Landwirtschaft. Biokost wird auch in Supermärkten immer mehr angeboten.

**TIPP**

**Konzentrierte Energie: Keimlinge**
Sehr empfohlen wird in der Vollwertkost der Verzehr von Keimlingen und Sprossen. Sie enthalten in hoch konzentrierter Form Substanzen, die die Lebenskraft unserer Zellen erhöhen und ihre ständige Erneuerung ermöglichen. Dazu gehören Vitamine, Mineralstoffe, Spurenelemente, Aminosäuren und Enzyme.

## Welche Lebensmittel Sie meiden sollten

Wenn Ihnen Ihre Gesundheit am Herzen liegt, sollten Sie den Verzehr einiger Nahrungsmittel stark einschränken:

- nur in Maßen: tierische Lebensmittel wie Fleisch- und Milchprodukte wegen eventueller Rückstände von Medikamenten oder Hormonen, möglichst Bioprodukte einkaufen;
- schadstoffreiche Lebensmittel wie Innereien oder Wildpilze;
- Lebensmittel mit Zusatzstoffen;
- industriell bearbeitete Lebensmittel.

# Trennkost und allgemeines Wohlbefinden

Wie wohl sich ein wirklich gesunder Mensch fühlen kann, weiß heute bei uns fast keiner mehr. Denn die meisten von uns sind durch zahlreiche Umweltbelastungen, durch schlechte Ernährung, Reizüberflutung, Bewegungsmangel und Stress belastet. Dieser Zustand der Belastung ist heute bei den meisten eher die Regel. Versuchen Sie Abhilfe zu schaffen – zuallererst durch eine gesunde Ernährung!

## Verbesserungen des Allgemeinzustands

Viele mit Trennkost behandelte Patienten, aber auch zahlreiche Menschen, die von sich aus zur Trennkost gefunden haben, berichten von einer erstaunlichen Verbesserung des allgemeinen Wohlbefindens. Beispiele hierfür sind:

**TIPP**

**Ein positiver Nebeneffekt**
Der bewusste, naturgemäße Umgang mit der Ernährung führt gleichzeitig zu einem gesundheitsbewussteren Leben. Dazu gehören regelmäßiger Ausdauersport und allgemein viel Bewegung an der frischen Luft und in der Sonne! Entspannungs- und Atemübungen (siehe Seite 21) tragen zusätzlich zu Ihrem Wohlbefinden bei.

- Die »pathologische« Tagesmüdigkeit verschwindet (damit ist nicht die Müdigkeit nach anstrengender körperlicher Betätigung gemeint).
- Die Verdauung normalisiert sich; unangenehme Völlegefühle, Aufstoßen und Blähungen verringern sich oder verschwinden.
- Der Körper wird elastischer, beweglicher, als wären die Gelenke »besser geschmiert«.
- Die Lebensqualität ist rundum besser.
- Verspannungen, Befindlichkeitsstörungen und Schmerzen treten seltener auf oder verschwinden ganz. Regelbeschwerden, ebenso Verstimmungszustände, Kopfschmerzen, Unterleibs- und Rückenschmerzen, Wetterfühligkeit oder Unlust lassen nach.
- Leistungsfähigkeit und Vitalität nehmen zu.
- Die Haut wird straffer und reiner, Sie fühlen sich jugendlicher und gewinnen an Ausstrahlung.

# Wichtige *Trennkost*-Richtlinie

**Die folgenden Tipps** ergänzen die Trennkosttabelle (Kombiplan) auf Seite 146 ff. und helfen Ihnen, aus einem breit gefächerten Nahrungsmittelangebot ganz leicht ein individuelles Trennkostgericht zusammenzustellen.

Die Trennkost-Richtlinien sind keine Gesetze, sondern lediglich Vorgaben, an denen Sie sich orientieren können. Das Individuelle ist dem Allgemeinen übergeordnet. Die Richtlinien gelten für weitgehend gesunde Menschen. Wer krank ist, beispielsweise an Diabetes leidet, muss die Trennkost individuell, seinen Bedürfnissen entsprechend, abändern. Dies sollte aber mit dem behandelnden Arzt vorher abgeklärt werden.

1. Essen Sie möglichst nur **natürliche** und **naturbelassene Nahrungsmittel**. Meiden Sie industriell verarbeitete Lebensmittel, Fertiggerichte und Lebensmittel, die haltbar gemacht wurden.

2. Innerhalb einer Mahlzeit sollten Sie **eiweißreiche** und **kohlenhydratreiche Lebensmittel** nicht miteinander kombinieren (siehe Kombiplan auf den Seiten 146 bis 149).

3. Alle **neutralen Lebensmittel** können Sie entweder mit solchen aus der Eiweißgruppe oder mit solchen aus der Kohlenhydratgruppe kombinieren.

4. Schränken Sie den Verzehr von extrem eiweißreichen und kohlenhydratreichen Lebensmitteln ein, um so eine **Übersäuerung des Körpers** zu **verhindern**.

5. Für einen **optimalen Säure-Basen-Haushalt** sollte Ihre Nahrung zu etwa drei Vierteln aus überwiegend rohen **Basenbildnern** (Gemüse, Salate und Obst) und nur zu etwa einem Viertel aus Säurebildnern (wie Fleisch und Fisch) bestehen.

6. Essen Sie morgens möglichst eine Basenmahlzeit, mittags eine Eiweiß- und abends eine Kohlenhydratmahlzeit. **Nach 15 Uhr sollten Sie möglichst keine Eiweißmahlzeit** mehr zu sich nehmen.

7. **Zwischen den Hauptmahlzeiten** (Frühstück, Mittag- und Abendessen) empfiehlt es sich, **Pausen** von etwa drei bis vier Stunden einzuhalten. Selbstverständlich können Sie, wenn es Ihr Tagesrhythmus bedingt, auch zwischendurch etwas essen.

8. **Essen Sie langsam** und in Ruhe, und **kauen Sie gründlich**.

## Was noch zum Wohlbefinden beiträgt

### Trinken ist wichtig

Mindestens genauso wichtig wie die Auswahl des richtigen Essens ist die Wahl geeigneter Getränke: Quellwasser, Kräuter- und Früchtetees sowie verdünnte Obstsäfte sind ideale Durstlöscher.

### Richtiges Atmen

Durch bewusst tiefes Atmen in den Bauch, nachdem Sie zuvor tief ausgeatmet haben, geben Sie Ihrem Körper mehr lebensnotwendigen Sauerstoff. Das wirkt sich auf alle Körperfunktionen positiv aus: Körper, Seele und Geist profitieren davon. Wie geht das im Alltag? Sie entspannen sich, atmen langsam und ruhig ganz tief aus. Atmen Sie dann ganz langsam und tief ein: erst in den Unterbauch, dann in den Mittelbauch, danach in den Oberbauch, weiter in die Flanken und zuletzt bis in die Lungenspitzen. Das geht leichter, wenn Sie die Hände auf den Unterbauch legen und dann dorthin atmen. Wenn Sie diese Übung im Liegen machen, wölbt sich der Bauch deutlich nach oben vor. Die damit verbundene Bewegung des Zwerchfells führt zu einer rhythmischen Massage aller Bauchorgane, was den Blut- und Lymphstrom verbessert und wohltuend auf den Körper wirkt.

### Körperliche Bewegung hält fit

Neben richtigem Essen, Trinken und Atmen ist regelmäßige körperliche Bewegung wichtig für unsere Gesundheit. Der aus-

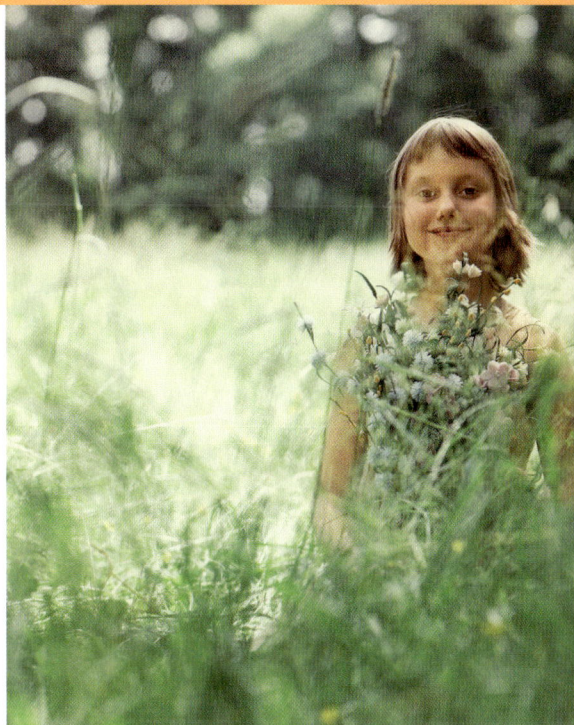

*Strahlende Kinderaugen: Oft sind es Kleinigkeiten, die uns glücklich machen.*

gewogene Wechsel zwischen Anspannung und Entspannung wirkt wohltuend. Heutzutage ist bei uns das Gleichgewicht zumeist in Richtung Anspannung verschoben. Gehen Sie möglichst viel zu Fuß, walken oder joggen Sie regelmäßig, oder suchen Sie sich eine andere nicht zu extreme Sportart, die Ihnen liegt!

### Streicheleinheiten für Geist und Seele

Auch die Eindrücke, die Sie über Ihre Sinnesorgane aufnehmen, beeinflussen Sie. Freuen Sie sich deshalb immer wieder neu über einen Sonnentag, das Lachen eines Kindes oder die Schönheiten der Natur!

# *Trennkost* und Zivilisationskrankheiten

*Zivilisationskrankheiten nehmen in unserer Wohlstandsgesellschaft immer mehr zu. Dass eine unausgewogene Ernährung hierbei eine große Rolle spielt, wird von Wissenschaftlern einhellig bestätigt. Ebenso ist mittlerweile wissenschaftlich erwiesen, dass eine Ernährungsumstellung auf Trennkost den Heilungsprozess bei zivilisationsbedingten Erkrankungen wesentlich unterstützen kann.*

## Was sind Zivilisationskrankheiten?

Unter Zivilisationskrankheiten versteht man diejenigen Krankheiten, die durch unsere moderne Lebensweise mit all ihren Vor- und Nachteilen verursacht werden. Die Ursachen sind vielfältig: falsche Ernährung, Genussgifte wie Nikotin, Alkohol und Kaffee, bestimmte Medikamente, Schlaf- oder Bewegungsmangel, Reizüberflutung und Umweltgifte spielen hier eine entscheidende Rolle.

Zivilisationsbedingte Erkrankungen sind z. B. Übergewicht, erhöhte Blutfettwerte, Bluthochdruck, Diabetes, Zahnkaries und erhöhte Harnsäurewerte (Gicht). Auch Herzinfarkt und Schlaganfall zählen dazu; beide sind die Folgen vorzeitiger Arteriosklerose (Gefäßverkalkung).

Des Weiteren gehören Krankheiten des Immunsystems, wie häufige Infekte und Allergien, zu den Zivilisationskrankheiten. Auch Arthrosen und andere Verschleißerkrankungen des Bewegungsapparats zählen dazu, ebenso Rheuma, Nieren- und Gallensteine, Krebs oder bestimmte Formen von Depression. Zivilisationskrankheiten und chronische Leiden können das Leben verkürzen und die Lebensqualität deutlich verschlechtern.

**INFO**

Untersuchungen zufolge leiden fast 98 Prozent der Menschen in den Industrienationen an einer unnatürlich zusammengesetzten Darmflora.

## Schlechte Ernährung macht krank

Gegessen wird im Allgemeinen zu viel, zu schnell, zu salzig, zu eiweißreich, zu süß und zu fett. Es wird zu schlecht gekaut, und die Nahrung wird zu wenig eingespeichelt, dadurch wird die Verdauung von vornherein erschwert. Das heißt, unser Verdauungstrakt ist dazu gezwungen, ständig Mehrarbeit zu leisten – und das bei sowieso oft schon schwer verdaulicher Kost.

## Die Selbstvergiftung aus dem Darm

Blähungen, Aufstoßen, Sodbrennen, belegte Zunge, Mundgeruch, Völlegefühl und Bauchweh sowie harte oder breiige Stühle weisen auf Verdauungsstörungen hin. Die überlasteten Verdauungsorgane funktionieren nicht mehr optimal. Es kommt zu einer Fehlverdauung: Im Darm setzen Gärungs- und Fäulnisprozesse ein. Krankheitserregende Bakterien können sich in diesem unnatürlichen Milieu des Darms ansiedeln und unter Umständen die Darmflora schädigen sowie dem Körper wichtige Nährstoffe entziehen und Giftstoffe produzieren. Die Folgen davon können die oben genannten Zivilisationskrankheiten sein.

## Falsche Ernährung – schlechte Verdauung

Wenn Sie bevorzugt Weißmehlprodukte verzehren, kann auf Dauer ein Mangel an B-Vitaminen mit den entsprechenden Folgen wie Konzentrationsstörungen, Schmerzen oder Nervosität entstehen. Ein übergroßer Zuckerkonsum verbraucht zusätzlich die dann sowieso knappen B-Vitamine, was den Mangel sowie die daraus resultierenden Beschwerden noch verschlimmert.
Ein Mangel an Ballaststoffen kann zu Darmträgheit und Verstopfung führen. Besteht eine solche, ist die Entgiftung des Körpers gestört. Außerdem entstehen im Darm leicht neue bzw. zusätzliche Giftstoffe, die durch die Darmschleimhaut in den ganzen Organismus gelangen können. Funktioniert die Entgiftung dann nicht, wird der Mensch krank.

# Klinische Beweise für die Wirksamkeit der Trennkost

In der Klinik wurde die positive Wirkung von Trennkost schnell bemerkt. Dr. Ludwig Walb (siehe Seite 11) führte eine ganze Reihe klinischer Untersuchungen zur Wirksamkeit der Trennkost durch und hat auch zahlreiche Arbeiten darüber veröffentlicht.

## Trennkost bei Nierenerkrankungen

Bei der Behandlung von Nierenerkrankungen erweist sich nach den Erfahrungen von Dr. Walb die Trennkost als vorteilhaft. In seiner Klinik behandelte er 120 Nierenpatienten, die meisten von der Schulmedizin als unheilbar krank bezeichnet und stellte ihre Ernährung auf Haysche Trennkost um. Der Gesundheitszustand von 80 Prozent der Patienten konnte gebessert werden, oder sie wurden sogar völlig geheilt! Diese Ergebnisse rechtfertigen zumindest einen Behandlungsversuch mit Trennkost bei Nierenpatienten, die eine Einschränkung der Nierenfunktion haben. Die Grenzen der Therapie von Nierenerkrankungen durch Trennkost liegen bei der dialysepflichtigen Niereninsuffizienz, d. h., bei einer derart eingeschränkten Nierenfunktion, bei der die künstliche Niere zur Behandlung notwendig ist.

## Wie ist die Wirkung der Trennkost zu erklären?

Durch die Haysche Trennkost wird eine messbar größere Flüssigkeitsausscheidung über die Niere erreicht, wodurch Herz und Nieren entlastet werden. In der Veröffentlichung »Die Haysche Trennkost bei chronischen Nierenerkrankungen« wurde darauf hingewiesen, dass bei Patienten mit chronischer Niereninsuffizienz die Haysche Trennkost besonders salz- und eiweißarm sein muss.

Zahlreiche weitere Untersuchungen zeigten, dass durch die Haysche Trennkost die Menge der Substanzen im Blut verringert wird, die über den Harn ausgeschieden werden müssen. Die Harnausscheidung nimmt zu, insbesondere bei einer Flüssigkeitseinlagerung im Gewebe. Die Eiweißausscheidung über den Urin ist rückläufig. Die durch die Nierenkrankheit bedingte Erhöhung des Blutdrucks nimmt ab. Rund 80 Prozent der chronischen Nierenerkrankungen wurden geheilt oder gebessert. Durch eiweißarme Trennkost kann auch die überstarke Durchströmung der Nierenglomerula (Nierenfunktionseinheiten) gemindert werden. Dadurch kann ein Fortschreiten chronischer Nierenerkrankungen verlangsamt werden.

## INFO

Da viele belastende Faktoren im Leben der Patienten, wie etwa berufsbedingter Stress, nur schwer zu ändern ist, ist die Ernährungsumstellung auf Trennkost z. B. bei Herzpatienten umso bedeutsamer.

## Trennkost bei Herz-Kreislauf-Erkrankungen

In der Klinik Dr. Walb bestätigte sich immer wieder der Wert der Trennkost als Basistherapie bei Herzpatienten.

### Vermindertes Infarktrisiko durch Trennkost

Der Wissenschaftler Dr. F. Sander stellte fest, dass alle schweren Erkrankungen, auch Herzinfarkt und Schlaganfall, von einer verborgenen Übersäuerung begleitet sind. Auf Seite 18 haben Sie bereits erfahren, dass und wie die Trennkost der Übersäuerung entgegenwirkt.

Weitere Forscher wiesen darauf hin, dass sich durch die richtige Ernährung sogar der Zustand arteriosklerotisch verdichteter Gefäßwände wieder bessern bzw. normalisieren kann.

Dr. Walb wiederum konnte zeigen, dass durch Trennkost die Blutgerinnung (gemessen durch den »Quickwert«) verringert wird. Er stellte fest, dass der Quickwert für die Gerinnung im Durchschnitt bei 80 Prozent seiner Klinikpatienten nach Verabreichung von Trennkost sank. Die Besserung hatte zur Folge, dass das Blut dünnflüssiger wurde und somit das Risiko für Herzinfarkt, Thrombose und Schlaganfall abnahm.

### Trennkost verhindert Gefäßverkalkungen

In einer anderen Untersuchung wurde bei über 90 Prozent der Patienten mit erhöhtem Blutcholesterinspiegel nach vierwöchiger Ernährung durch Trennkost beobachtet, dass deren Cholesterinspiegel sanken bzw.

sich normalisierten. Damit nahm auch das Risiko für die Entstehung einer Gefäßverkalkung und ihre Folgeerscheinungen (Herzinfarkt, Schlaganfall) entscheidend ab. Mittlerweile ist allgemein bekannt, dass Herzkranzgefäßerkrankungen durch entsprechende Ernährung hinauszuzögern oder gar zu verhindern sind. Das Erkrankungsrisiko kann durch eine Senkung des Cholesterins sowie anderer Fette im Blut vermindert werden. Es besteht also ein klarer Zusammenhang zwischen der Nahrung und der Konzentration von Cholesterin und anderen Fetten im Blut. Die übliche Zivilisationskost führt zu krankhaft erhöhten Blutfettwerten mit größerem Risiko für einen Herzinfarkt oder Schlaganfall. Trennkost hingegen hat einen bessernden und zugleich vorbeugenden Einfluss auf Herz-Kreislauf-Erkrankungen.

## Trennkost bei Diabetes

Diabetiker müssen die Trennkost in einer modifizierten, ihrer Erkrankung angemessenen Form durchführen, wobei sie dies in jedem Fall mit ihrem behandelnden Arzt besprechen sollten. Dr. Walb konnte zeigen, dass bei 210 in seiner Klinik unter anderem mit Trennkost behandelten Diabetikern nach durchschnittlich vier bis sechs Wochen die Harnzuckerwerte um rund 98 Prozent und die Blutzuckerwerte um rund 90 Prozent sanken. Die Insulineinheiten konnten ebenfalls um durchschnittlich 37 Prozent reduziert werden. Außerdem besserten sich die Kreislaufbeschwerden. Bei fünf der Patienten konnte sogar die drohende Amputation von Zehen, Fuß oder Unterschenkel umgangen werden.

## Wie Trennkost den Stoffwechsel beeinflusst

In anderen Studien wurde festgestellt, dass eine exakte Stoffwechselkontrolle über Jahre und Jahrzehnte hinweg die beste Vorbeugung gegen die üblichen diabetischen Gefäßschäden ist.

Zunächst einmal geht es um die Beseitigung der Übersäuerung, dann aber auch um die Senkung des Blutzuckerspiegels auf den Normalwert. Hierfür ist die Trennkost ein sicheres und einfaches Mittel. Die medikamentöse Behandlung wird durch die Trennkost erleichtert.

Der Reichtum der Trennkost an Ballaststoffen führt dazu, dass die einzelnen Bestandteile der Kohlenhydrate, die Glukose (= Traubenzucker), langsamer ins Blut gelangen. Der Blutzuckeranstieg ist also geringer und erstreckt sich über einen längeren Zeitraum, anstatt schnell auf- und abzuschwanken.

Die körpereigene Insulinproduktion kann, sofern noch vorhanden, besser damit zurechtkommen. Die übermäßige Insulinausschüttung, die zu einem raschen Abbau des Blutzuckers mit nachfolgendem Gefühl der Unterzuckerung und erneutem Heißhunger führt, kann vermieden werden.

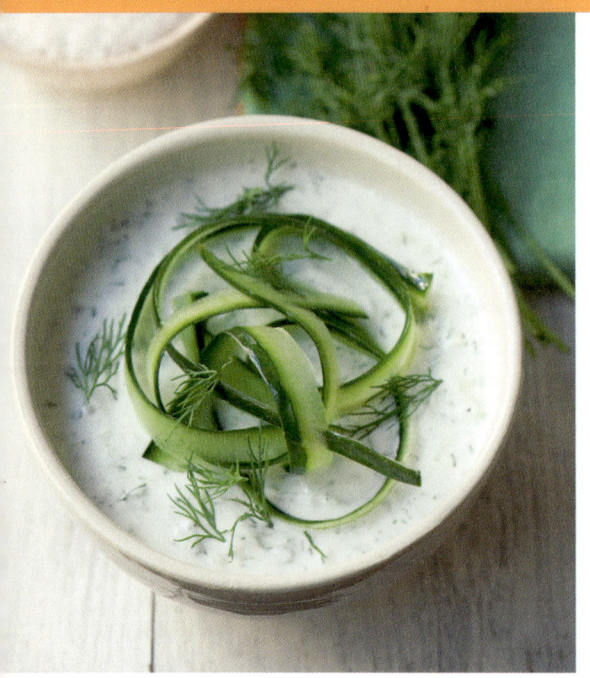

*Trennkost führt u. a. zu einer Senkung erhöhter Cholesterinwerte.*

## Trennkost bei verschiedenen Erkrankungen

In einer 1984 veröffentlichten Arbeit zeigte Dr. Walb bei 133 Patienten das Verhalten krankhafter Blutserumwerte nach vier Wochen Trennkost. In der Studie untersuchte Walb 82 weibliche und 51 männliche Patienten. Diese litten an verschiedenen Krankheiten, z. B. an Erkrankungen des Herz-Kreislauf-Systems und der Verdauungsorgane, an Diabetes, Nierenkrankheiten, Rheuma, Tumoren und Allergien. Die untersuchten Blutwerte (u. a. wurden die Blutfette, das Gesamtcholesterin, die Leber-, Nieren-, Harnstoffwerte gemessen) besserten sich in den vier Wochen, in denen ausschließlich Trennkost verabreicht wurde, um durchschnittlich 80 Prozent.

## Trennkost normalisiert die Cholesterinwerte

Bei einer anderen Studie mit 620 Patienten aus verschiedenen Krankheitsgruppen ergab sich folgendes Ergebnis: Das Serumcholesterin normalisierte sich innerhalb von vier Wochen nach Umstellung der Ernährung auf Trennkost in 86 Prozent der Fälle. Diese große Zahl der im Rahmen einer klinischen Studie untersuchten Patienten zeigt auf beeindruckende Weise, wie sich die Beobachtungen von Dr. Hay auch klinisch-wissenschaftlich bestätigen lassen. Es wäre zu wünschen, dass sich die Wissenschaft dieser Ernährungsart systematisch zuwendet, um ihre komplexen Wirkungen weiter aufzuschlüsseln.

## Experimentelle Beweise für die Wirksamkeit der Trennkost

Neben den klinischen, d. h. den im Krankenhaus an Patienten beobachteten Belegen für eine Wirksamkeit der Trennkost gibt es auch die sog. »experimentellen« Beweise. Dabei wurden eigens zur Untersuchung der Trennkost-These Studien durchgeführt. Nachdem Hays Regeln zur Verdauung im Magen widerlegt worden waren, machten sich die Mediziner auf die Suche nach dem wirklichen Grund für den Erfolg der Trennkost. Mehrere Forscher kamen dabei gleichzeitig zu dem Ergebnis, dass die Beeinflussung des Insulinspiegels durch eine Ernährung nach Trennkost sehr entscheidend ist. Der Insulinspiegel steigt nach dem Genuss von konzentrierten Kohlenhydraten – isst man jedoch konzentrierte

Proteine gleichzeitig, steigt er gleich sehr viel höher an. Ein hoher Insulinspiegel bedeutet jedoch immer Fetteinlagerung für den Stoffwechsel und blockiert somit die Gewichtsabnahme. Die genauen Ursachen für diesen Effekt konnten bislang jedoch noch nicht geklärt werden.

## Trennkost senkt den Insulinspiegel

Dass sich Trennkost günstig auf erhöhte Insulinspiegel auswirkt, beweist eine Studie von M. Slabber aus den 1990er-Jahren: In dieser Studie führten südafrikanische Forscher an 30 übergewichtigen Frauen mit erhöhtem Blutinsulinspiegel die erste Langzeitstudie mit einer Art Trennkost durch. Acht Wochen lang aßen die Frauen eine kalorienreduzierte Kost. Die eine Hälfte der Versuchspersonen aß dabei trennkostgerecht, nämlich kohlenhydratreiche und eiweißreiche Lebensmittel möglichst zu verschiedenen Tageszeiten, und außerdem nur Kohlenhydratträger mit der niedrigsten Insulinwirksamkeit (Linsen, Nudeln, Porridge, Vollkornreis). Nach einer sich anschließenden zwölfwöchigen Phase ohne Diät wechselten die Probandinnen ihre Diäten und aßen diese weitere zwölf Wochen (dies nennt man »Cross-over«).

## Überzeugende Ergebnisse

Erwartungsgemäß verloren beide Gruppen während der Studie an Gewicht, die Nüchterninsulinwerte besserten sich. Allerdings waren die Effekte bei denjenigen Frauen, die gerade nach dem Trennungsprinzip aßen, deutlich besser: Bei ihnen wurden ein durchschnittlich höherer Gewichtsverlust

und ein stärkerer Abfall beim Nüchterninsulin festgestellt. Diese Ergebnisse konnten im Cross-over bestätigt werden. Trennkost unter Bevorzugung komplexer Kohlenhydrate kann demnach helfen, erhöhte Nüchterninsulinwerte zu senken.

## Trennkost mildert allergische Reaktionen

Wie günstig sich Trennkost bei bestimmten Nahrungsmittelallergien auswirkt, ergibt sich aus folgenden Untersuchungsergebnissen:
Histamin ist ein Stoff, der aus bestimmten körpereigenen weißen Blutkörperchen, insbesondere bei allergischen Reaktionen, ausgeschüttet wird. Histaminase ist das körpereigene Enzym, welches das Histamin wieder abbaut. Beim Verzehr von Mahlzeiten, die sowohl Eiweiß als auch Kohlenhydrate enthalten, steigt der Verbrauch an Histaminase an, weil Histamin gebildet wird.
Bei der Ernährung durch Trennkost ist dies nicht der Fall. Es treten bei der Trennung von Eiweiß und Kohlenhydraten seltener allergische bzw. Unverträglichkeitsreaktionen auf, oder aber diese Reaktionen sind weniger stark ausgeprägt.

INFO

Neueste Forschungen »lüften das Geheimnis« der Trennkost: Konzentrierte Protein und konzentrische Kohlenhydrate getrennt verzehrt lassen den Insulinspiegel weniger stark steigen – gut für Stoffwechsel und Gewicht.

# Mit *Trennkost* schneller gesund werden

*Die Ernährung mit Trennkost unterstützt viele Heilungsprozesse im Körper. Hier erfahren Sie, bei welchen Erkrankungen die Umstellung auf Trennkost besonders wirksam ist und welche Aspekte der Trennkosternährung bei den einzelnen Krankheiten zu beachten sind. Zahlreiche Tipps und Tricks zeigen Ihnen, wie Sie Ihre Beschwerden zusätzlich selbst aktiv lindern können.*

## Krankheiten und ihre Abhängigkeit von der Ernährung

Schon die alten Ägypter prägten den Spruch: »Die Menschen leben von einem Drittel dessen, was sie essen, vom Rest leben die Ärzte.« Häufige Fehl- bzw. Überernährung ist also kein neuzeitliches Phänomen, sondern war schon in der Antike eine vermutete Krankheitsursache.

In der Ernährungsmedizin herrscht heute Einigkeit darüber, dass bestimmte Krankheiten bedingt ernährungsabhängig sind. Die physiologische Bedeutung der Ernährung ist ebenso unumstritten wie ihr kultureller und sozialer Stellenwert. Ob wir uns gesund oder weniger gesund ernähren, unterliegt zahlreichen Einflüssen. Seit Hunderttausenden von Jahren ist der Mensch gemäß der im zentralen Nervensystem einprogrammierten Grundfunktionen darauf aus, zu essen, was ihm bekömmlich erscheint und erreichbar ist. Bei dem heute so reichhaltigen Konsumangebot in den Industrieländern tun wir uns schwer mit einem maßvollen Ess- und Trinkverhalten. Den kulinarischen Verlockungen ist oft nur schwer zu widerstehen.

Viele Aspekte spielen in unsere Ernährung hinein:

- physiologische Bedürfnisse und Zustände des Organismus
- unsere Persönlichkeit und unser Selbstbild
- die individuelle Motivation, unsere Einstellungen und Wertesysteme
- die emotionale Situation
- zwischenmenschliche Konflikte
- persönliche Gewohnheiten.

Die Menschen in den Industrienationen ernähren sich immer schlechter. Als Folge davon nehmen Krankheiten und Befindlichkeitsstörungen zu, die wiederum die allgemeine Leistungsfähigkeit und Lebensfreude beeinträchtigen. Dagegen können wir etwas tun!

## Direkte Folgen einer falschen Ernährung

Zu den Erkrankungen, die vor allem auf falsche Ernährung zurückzuführen sind, zählen Übergewicht und Fettsucht, Diabetes mellitus, Gicht, Bluthochdruck, erhöhte Blutfettwerte, Gefäßverkalkung und ihre Folgekrankheiten wie Herzinfarkt und Schlaganfall.

Weitere ernährungsabhängige Krankheiten sind Harnsäuresteine und Erkrankungen der Verdauungsorgane, bestimmte Krebserkrankungen (insbesondere Magenkrebs, Dickdarmkrebs, Brustdrüsenkrebs, Gebärmutterkrebs, Prostatakrebs), außerdem allergische Erkrankungen, Zahnkaries, Osteoporose, Steine der Gallenblase, Bauchspeicheldrüsenentzündung, Leberzirrhose, Vitamin- und Mineralmangelzustände.

## Bedingt ernährungsabhängige Krankheiten

Bei den folgenden Erkrankungen ist die Ernährung ein wesentlicher Einflussfaktor. Hier hat eine konsequente Ernährungstherapie zu bedeutenden Erfolgen geführt:

- rheumatische Erkrankungen wie rheumatoide Arthritis, chronische Polyarthritis, Morbus Bechterew, Weichteilrheuma (Fibromyalgie-Syndrom), Arthrosen, d. h. Verschleißerscheinungen an Gelenken und Wirbelsäule,
- chronische Hauterkrankungen wie Ekzeme, Neurodermitis, Psoriasis, Furunkulose,
- arterielle Durchblutungsstörungen,
- venöse Durchblutungsstörungen, postthrombotisches Syndrom, offene Beine,
- chronische Kopfschmerzen, Migräne,
- Magen-Darm-Erkrankungen wie Divertikulose, Colitis Ulcerosa und Morbus Crohn,
- grüner Star,
- Infektanfälligkeiten, d. h. chronisch wiederkehrende Infekte der Atemwege wie Nebenhöhlen-, Bronchien- und Mandelentzündungen, Infektasthma,
- versteckte Nahrungsmittelallergien,
- chronische Niereninsuffizienz, d. h. eingeschränkte Nierenfunktion (noch nicht dialysepflichtig).

## Trennkost entlastet den Körper

Wie ist es möglich, dass sich Trennkost bei so vielen unterschiedlichen Beschwerden und Krankheiten positiv auswirken kann? Im Laufe unseres Lebens nehmen wir durchschnittlich 60000 Kilogramm an Speisen und Getränken zu uns. Was und wie wir essen, ist wesentlich für unsere Gesundheit. Unsere Nahrung liefert die »Bausteine« für alles, was unser Körper produziert, z. B. Blut, Knochen, Haut, Hormone, Muskelzellen, Haare und Fingernägel. Gleichzeitig liefert sie uns Lebensenergie, auch jene Energie, die für Heilungsprozesse im Körper verantwortlich ist. Hierbei spielt die Ernährung mit Trennkost eine wichtige Rolle. Trennkost kann außerdem helfen, Krankheiten vorzubeugen, die häufig auf Fehlernährung zurückzuführen sind (z. B. wenn zu viel bzw. durcheinander gegessen wird oder die Nahrungsqualität mangelhaft ist). Orientieren Sie sich an den Trennkost-Richtlinien auf Seite 20, und stimmen Sie diese auf Ihren individuellen Bedarf ab. Die Trennkost wird Ihren Körper mit allen

Nährstoffen versorgen, die er zum optimalen Funktionieren braucht, ihm jedoch unnötige Belastung ersparen.

## Nahrung für Körper, Seele und Geist

Wie kann es sein, dass sich die Ernährung auf unsere Körperfunktionen, auf unseren Gemütszustand und auch auf unsere geistige Leistungsfähigkeit gleichzeitig auswirkt?

INFO

»Eure Nahrungsmittel sollen eure Heilmittel und eure Heilmittel sollen eure Nahrungsmittel sein.«
*Hippokrates*

Sie alle kennen die lange, trübe Winterzeit mit Schmuddelwetter, Mangel an Licht, Infekten, Stimmungstiefs … Wie wohltuend ist in diesen Monaten ein strahlender Sonnentag! Alle, die die Möglichkeit haben, gehen an die frische Luft und saugen geradezu die Sonnenstrahlen auf.

Wir kennen dies auch von den Pflanzen, die sich nach der Sonne ausrichten. Das Sonnenlicht gibt den Pflanzen die Lebensenergie, sich zu entwickeln, zu blühen, Samen und Früchte zu bilden.

Der Schweizer Arzt Dr. Max O. Bircher-Benner hat es so formuliert: Pflanzen sind »Sonnenlichtakkumulatoren«, organisiert für den Dienst am Leben. Unsere Nahrung ist die gespeicherte Sonnenenergie, Pflanzen sind Kompositionen von Lichtquanten.

Die wesentlichen Grundlagen einer gesunden Ernährung sind daher möglichst hochwertige, d. h. viele pflanzliche Lebensmittel, eine ausgewogene Zusammenstellung der Speisen sowie die schonende Verarbeitung der Nahrungsmittel.

## Was Sie bei der Ernährungsumstellung beachten sollten

Die in einer Mahlzeit gegessenen Nahrungsmittel sollen zueinander passen, und sie sollen mit der Körper-Biochemie harmonieren. Denn ungünstig zusammengestellte Speisen belasten die Verdauung und verbrauchen zu viel Energie. Nach solch einem Essen werden Sie müde – nach einer Trennkostmahlzeit nicht. Probieren Sie es aus!

Verarbeiten Sie die Lebensmittel schonend, d. h., erhitzen Sie sie nur mäßig, die Kochzeit sollte dabei nicht zu lang sein; verwenden Sie den Sud möglichst mit. Wenigstens ein Drittel der Nahrung soll frisch sein und insbesondere aus frischem Obst, Salat und Gemüse und Keimlingen oder Sprossen (siehe Seite 67) bestehen.

## Lassen Sie sich Zeit!

Beginnen Sie mit der Ernährungsumstellung, indem Sie Ordnung in die Zusammenstellung der Speisen bringen, schrittweise höherwertige Nahrungsmittel und Frischkost in den Speiseplan einbauen, sodass es Ihrem individuellen Geschmack entspricht. Das ist wichtig, weil die Geschmacksgewohnheiten Grundlage jeder Änderung der Essweise sind. Der Stoffwechsel stellt sich um, die Darmbakterien passen sich an, das Geschmacksempfinden verändert sich. Sie werden sehen: Die Umstellung wird Ihrem Körper spürbar gut-

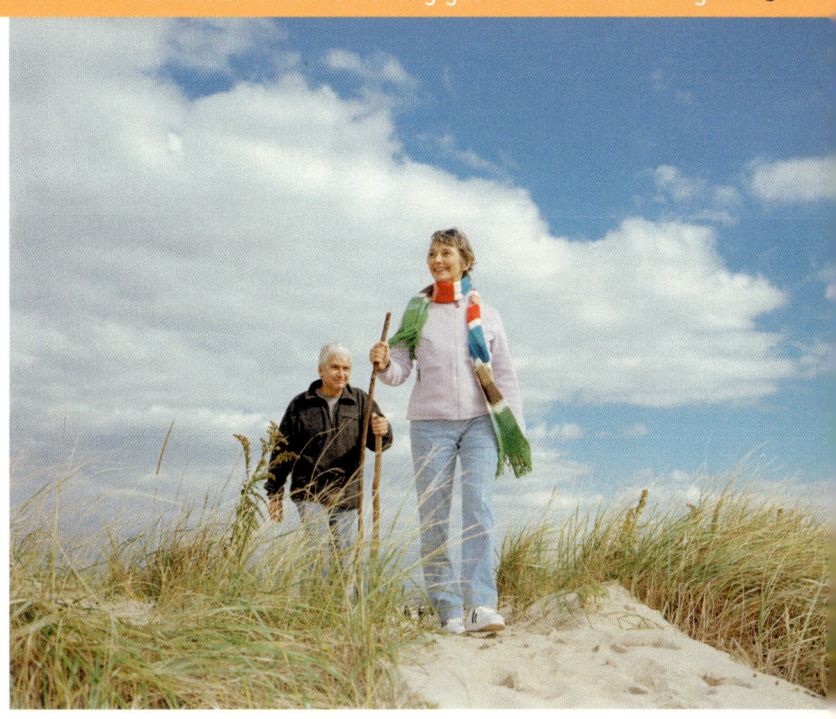

*Frische Luft und viel Licht sind ideal, um die »Batterien wieder aufzuladen«!*

tun, Sie werden leistungsfähiger, Ihre Stoffwechsellage bessert sich – und damit lassen auch so manche Beschwerden nach!

## Wie Sie mit diesem Buch arbeiten können

Auf den folgenden Seiten finden Sie 14 Krankheitsbilder, bei denen eine Ernährungstherapie durch Trennkost die Heilungsprozesse wesentlich unterstützen kann. Sie erfahren das Wichtigste über Symptome und Ursachen der Erkrankung, über die ärztliche Diagnose sowie die spezifische Anwendung der Trennkost-Prinzipien.
Der Schwerpunkt der Therapie liegt jeweils auf der Ernährung durch Trennkost. Einzelne Fallbeispiele veranschaulichen, auf welche zum Teil verblüffende Weise

hier in der Praxis Erfolge erzielt wurden. Gleichzeitig finden Sie für alle Krankheiten weitere Therapiemaßnahmen – im überwiegenden Fall aus dem Bereich der ganzheitlichen Therapie –, mit denen eine Ernährungstherapie durch Trennkost wirkungsvoll kombiniert werden kann. Diese Maßnahmen dienen jedoch lediglich als Vorschläge, die Sie in jedem Fall mit Ihrem Hausarzt besprechen sollten.

INFO

Nicht nur körperliche Beschwerden nehmen ab: Wenn Sie Ihren Körper durch Trennkost entgiften und entlasten, wirkt sich dies auch positiv auf Ihr seelisches Wohlbefinden aus!

# Übergewicht und Adipositas

Übergewichtige Menschen leiden unter einer Vermehrung des Fettgewebes und einem übermäßigen Körpergewicht. Dies führt nicht nur zu zahlreichen gesundheitlichen Beeinträchtigungen, sondern verursacht auch Krankheiten mit einer verminderten Lebenserwartung.
Fettleibigkeit ist laut Weltgesundheitsorganisation (WHO) das am schnellsten wachsende Gesundheitsrisiko weltweit. In Deutschland sind mittlerweile jeder dritte Jugendliche und jedes fünfte Kind übergewichtig!

## ▸ Symptome

Übergewichtige leiden meist unter vielerlei Beschwerden:

- Schwierigkeiten bei körperlicher Bewegung,
- belastungsabhängige Atemnot bzw. Kurzatmigkeit,
- vermehrtes Schwitzen,
- vermehrtes Schnarchen,
- häufiges Schlaf-Apnoe-Syndrom (Atemaussetzer während des Schlafs),
- erhöhter Blutdruck (dadurch erhöhtes Risiko für Herz-Kreislauf-Erkrankungen, z. B. Herzinfarkt und Schlaganfall),
- Krampfadern mit entsprechend schweren und müden Beinen,
- Rückenschmerzen durch verstärkte Belastung der Bandscheiben,
- Hüft- und Kniegelenksbeschwerden,
- größere Infektanfälligkeit infolge der allgemeinen Verschlechterung des Stoffwechsels,
- schlechteres Selbstwertgefühl.

## ▸ Diagnose

Das Ausmaß des Übergewichts lässt sich am besten mithilfe des Body-Mass-Index (BMI) feststellen. Der BMI ist eine rechnerische Größe, mit der man gut abschätzen kann, in welchem Bereich sich das Gewicht bewegt.
Der BMI lässt sich berechnen, indem man das Körpergewicht durch das Quadrat der Größe in Metern teilt ($kg/m^2$):
**Beispiel:** Bei einer Körpergröße von 1,72 m und einem Gewicht von 82 kg ergibt sich aufgerundet die Zahl 28:

$$\frac{82}{1,72 \times 1,72} = 27,71$$

Mit dem BMI werden nun die Bereiche wie folgt definiert:

| BMI | Gewichtsklasse |
|---|---|
| $\leq 20,0$ | Untergewicht |
| $20,0 - 24,9$ | Normalgewicht |
| $25,0 - 29,9$ | Übergewicht |
| $30,0 - 39,9$ | Adipositas |
| $> 40,0$ | extreme Adipositas |

## Auf die Fettverteilung kommt es an

Wichtig für eine realistische Einschätzung des gesundheitlichen Risikos ist die jeweilige Fettverteilung:
Die für Männer typische Form der Fettverteilung nennt man »Apfelform«. Hier liegen die Fettablagerungen besonders im Bauchbereich, d. h., es nimmt vor allem der Taillenumfang zu. Bei dieser Form des Übergewichts besteht ein hohes Risiko für Stoffwechselstörungen und Herz-Kreis-

lauf-Erkrankungen sowie für Krankheiten, die auf statische Belastungen zurückzuführen sind, z. B. Kniegelenksarthrose.

Bei der für übergewichtige Frauen typischen Form ist das Fettgewebe im Hüft- und Oberschenkelbereich verstärkt abgelagert. Man nennt diese Fettgewebsverteilung auch »Birnenform«. Das Risiko für Stoffwechselkrankheiten ist hier geringer, die Kniegelenksarthrose tritt jedoch auch hier gehäuft auf. Nach den Wechseljahren ist bei Frauen oft auch eine Zunahme des Fettgewebes im Bauchbereich festzustellen – wie überhaupt im Verlauf des menschlichen Lebens der BMI in den Industrieländern zunimmt.

## Ab wann besteht ein gesundheitliches Risiko?

Durch die Messung des Taillen- und des Hüftumfangs lässt sich die Taillen-Hüftumfangs-Relation, auf Englisch »waste-to-hip-ratio« (WHR) bestimmen. Bei Männern besteht bei einer WHR von mehr als 1 ein erhöhtes Gesundheitsrisiko, d. h., wenn der Bauchumfang größer ist als der Hüftumfang. Bei Frauen besteht ein erhöhtes Risiko bei einem Wert von größer als 0,85, d. h., wenn die Taille 85 Prozent des Hüftumfangs überschreitet. Ein stark erhöhtes Gesundheitsrisiko besteht bei Männern bei einem Taillenumfang von über 102 cm und bei Frauen bei einem Taillenumfang von über 88 cm (Werte gemäß WHO).

## Warum werden wir übergewichtig?

Die Ursachen für Übergewicht sind vielfältig. Von entscheidender Bedeutung ist zunächst einmal eine übermäßige Nahrungsaufnahme; es können aber auch psychosomatische Aspekte oder genetisch bedingte Stoffwechselerkrankungen eine Rolle spielen. Insgesamt sind die Ursachen meist sehr komplex, z. B. spielen auch die Qualität der Ernährung, in hohem Maße Bewegungsmangel, Medikamente und deren Nebenwirkungen (z. B. von Antidepressiva, Beruhigungsmitteln, Cortison) oder Essen zur falschen Zeit – etwa spätabends – eine Rolle.

## ▶ Therapeutische Maßnahmen (Bitte sprechen Sie mit Ihrem Arzt!)

Die Therapie bei Übergewicht bzw. Fettsucht setzt sich aus mehreren Säulen zusammen. Von grundlegender Bedeutung sind:

- eine langfristige Ernährungsumstellung,
- mehr körperliche Aktivität (eventuell eine Bewegungstherapie) sowie
- die Klärung eventueller psychischer Ursachen (bei Bedarf eine Psychotherapie).

INFO

Die wichtigsten Voraussetzungen fürs Abnehmen sind eine starke Motivation, Beharrlichkeit sowie klare und realistische Zielvorstellungen.

## Psychische Ursachen von Übergewicht

Viele Menschen versuchen die von den Medien vorgegebenen Schlankheitsideale durch diverse Reduktionsdiäten zu erreichen und sind verzweifelt, wenn sie die zu hoch gesteckten Ziele nicht schnell genug erreichen. Häufig sind diese Menschen dann nach einem Misserfolg der Diät frustriert

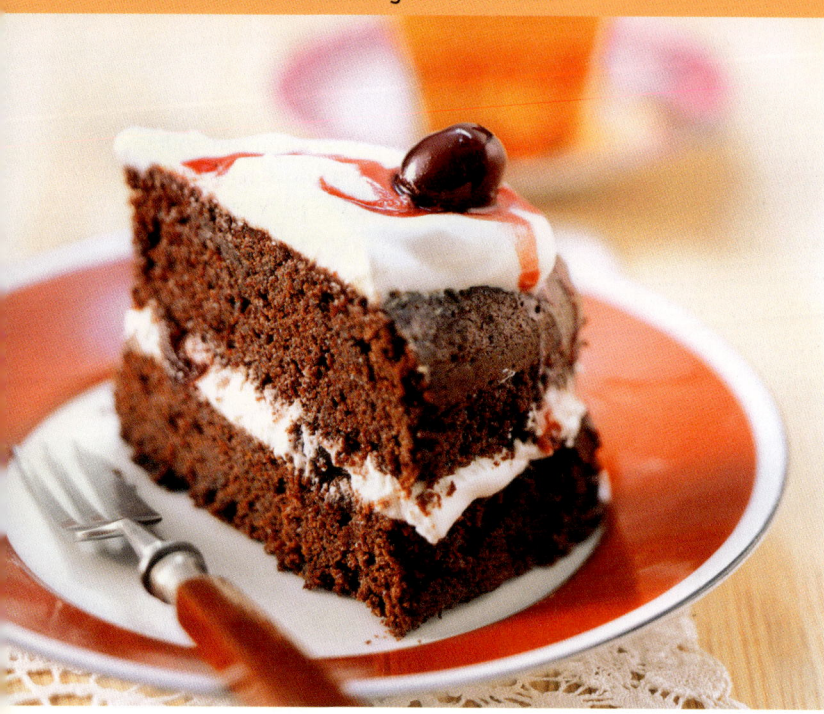

*Lust auf Süßes?
Oft wollen wir uns
damit über Ent-
täuschungen hin-
wegtrösten.*

und greifen »zum Trost« zu einer Ersatz-
befriedigung, wie etwa Süßigkeiten. Ein
Teufelskreis!
Allgemein versuchen wir häufig Ängste,
Enttäuschungen oder sonstige emotionale
Probleme mit vermehrtem Essen zu kom-
pensieren. Wir sollten versuchen, die Ursachen hierfür herauszufinden und die Probleme zu klären. Falls der Heißhunger auf
allgemeinen Stress zurückzuführen ist,

sollten wir regelmäßige Entspannungsphasen in unseren Alltag einbauen.

### Bewegung macht schlank!

Fitness und körperliche Aktivität sind ein
wichtiger Faktor, wenn Sie abnehmen wollen. Der Grundtenor für jedes Bewegungsprogramm lautet: Führen Sie Ihr körperliches Training regelmäßig durch, mit einer
mäßigen Belastungsstufe, d. h., ohne Ihren
Organismus zu stark zu belasten. Falls Sie
starkes Übergewicht haben oder untrainiert
und über 50 Jahre alt sind, sollten Sie Ihr
Trainingsprogramm unbedingt mit Ihrem
Arzt absprechen.
Günstige Sportarten, die ohne großen Auf-
wand zu betreiben sind und viele Muskelgruppen beanspruchen, sind etwa Walking
(zügiges Gehen), Nordic Walking, Joggen,
Radfahren oder Schwimmen.

**TIPP**

Versuchen Sie, Ihr Bewegungsprogramm in den Alltag zu integrieren,
indem Sie z. B. den Weg zur Arbeit zu
Fuß gehen oder mit dem Rad fahren
statt mit dem Auto.

## ▶ Trennkost zum Abnehmen

Die Trennkost wurde in den letzten Jahren nicht zuletzt deshalb immer populärer, weil sie auf natürliche Weise zu einer Normalisierung des Körpergewichts führen kann. Viele Menschen, die schon zahlreiche Reduktionsdiäten ausprobiert hatten, klagten über den sogenannten »Jo-Jo-Effekt«: Sie verloren kurzfristig überflüssige Pfunde, nahmen dann aber innerhalb kurzer Zeit wieder zu. Mit der Trennkost erreichten sie eine Gewichtsabnahme, die von Dauer war. Und nicht selten konnten sie sogar langjährig bestehendes Übergewicht vollständig abbauen.

### Die Ernährungsumstellung

Die Umstellung von der gewohnten Kost auf Trennkost ist einfach, denn es verschiebt sich fast nur die Gewichtung bestimmter Lebensmittel auf dem Speiseplan: Es werden mehr Salat, Gemüse und Obst gegessen, während sich der Anteil an Fleisch und Stärkeprodukten verringert.

Ihren Speiseplan sollten Sie nach den Trennkost-Richtlinien (siehe Seite 20) zusammenstellen, bei der Lebensmittelauswahl orientieren Sie sich idealerweise am Kombiplan (siehe Seite 146 bis 149). Gemüse und Salate sowie Früchte sind Hauptbestandteile der Mahlzeiten, da sie ideal zum Abnehmen sind: Sie weisen eine hohe Nährstoffdichte auf, d. h., sie sind reich an Ballaststoffen, Mineralien und Vitaminen und zugleich kalorienarm.

Da ballaststoffreiche Kohlenhydratträger wie z. B. Vollkornprodukte einen geringeren Blutzuckeranstieg auslösen sowie länger sättigen, sind sie Weißmehlprodukten vorzuziehen.

Ihren Fleisch- bzw. Wurstkonsum sollten Sie auf maximal ein bis zwei Gerichte pro Woche reduzieren oder auch ganz einstellen. Fisch kann mehrfach pro Woche gegessen werden.

Alkohol ist während der Gewichtsabnahme weitestgehend, besser völlig, zu meiden, da ein Gramm Alkohol sieben Kalorien enthält (zum Vergleich: ein Gramm Fett hat neun Kalorien). Statt gesüßter Getränke sollten Sie besser Wasser, Mineralwasser, Kräuter- oder Früchtetee trinken.

### Und so könnte ein Tag mit Trennkost aussehen:

Vor dem Hauptgang mittags bzw. zum Abendbrot bietet sich ein gemischter Salat an, den Sie in entspannter Atmosphäre sehr gründlich kauen, sodass sich bereits ein erstes Sättigungsgefühl einstellt.

Die erlaubten Mengen beim Hauptgang schätzen Sie bitte lediglich ab. Auf zwei Drittel des Tellers geben Sie Gemüse, der Tellerrand bleibt frei. Das dritte Drittel ergänzen Sie mit kohlenhydratreicher oder eiweißreicher Nahrung, also entweder Kartoffeln, Vollkornreis oder -nudeln oder einer Portion Fisch oder Fleisch, die etwa die Größe Ihrer Handinnenfläche haben kann. Sichtbares Fett am Fleisch sollten Sie möglichst entfernen.

TIPP

**Essen Sie entspannt, genießen Sie Ihre Mahlzeit! Gutes Kauen und Einspeicheln sind wichtig, um die Verdauungsorgane von unnötiger Arbeit zu entlasten.**

Als Zwischenmahlzeiten bieten sich insbesondere ein Stück Obst, ein Naturjoghurt, eine Handvoll Nüsse, ein paar Vollkornkekse oder ein Vollkornbrötchen an. Zeitweise hilft bei auftretendem Hungergefühl, wenn Sie einfach ein Glas Wasser – am besten warmes Wasser – trinken. Wenn Sie in einer Region mit qualitativ gutem Trinkwasser leben, sollten Sie dieses dem Mineralwasser vorziehen.

### Vermeiden Sie unrealistische Ansprüche!

Psychologisch sinnvoll ist es, sich zu Beginn ein bescheidenes, kleines Ziel zum Abnehmen vorzunehmen. Wenn Sie dies erreicht haben, spornt Sie das zu weiteren Erfolgen an. Realistisch ist eine Gewichtsabnahme bei Übergewicht von sechs bis acht Prozent des derzeitigen Körpergewichts. Es ist wissenschaftlich erwiesen, dass bereits eine Gewichtsabnahme von drei bis vier Kilogramm bei sehr großem Übergewicht sich außerordentlich positiv auf den Stoffwechsel auswirkt und die gesundheitlichen Risiken spürbar senkt.

Patienten mit Adipositas sollten als erstes Teilziel einen Gewichtsverlust von sechs bis zehn Prozent anstreben. Bei einer Körpergröße von 1,70 m läge das Gewicht bei Adipositas (BMI: 30 bis 40) bei knapp 87 bis 116 kg.

## ▶ Checkliste – so nehmen Sie richtig ab:

- Essen Sie nur, wenn Sie Hunger haben.
- Vor jeder Hauptmahlzeit sollten Sie einen kleinen Rohkostsalat essen. Dieser besänftigt den ersten Hunger.
- Bei kleinen »Hungeranfällen« zwischen den Mahlzeiten empfiehlt es sich, entweder etwas zu trinken (z. B. Wasser, Kräuter- und Früchtetee) oder ein Stück Obst zu essen.
- Gewöhnen Sie sich an, täglich etwas für Ihre Fitness zu tun. Dies kann ein ausgedehnter Spaziergang sein, aber auch Schwimmen und Radfahren sowie Gymnastik sind geeignete körperliche Betätigungen.
- Versuchen Sie herauszufinden, warum Sie manchmal zügellos alles in sich hineinessen. Oft wirken sich psychische Probleme auf unser Essverhalten aus. Probieren Sie einmal die Entspannungstechniken Yoga, autogenes Training oder Progressive Muskelrelaxation aus!
- Machen Sie sich von Ihrem schlechten Gewissen frei, wenn Sie nun doch einmal kulinarisch über die Stränge geschlagen haben. Essen Sie dann einfach die nächsten Tage etwas weniger oder ausschließlich Gemüse und Obst.
- Gehen Sie nie hungrig einkaufen.
- Essen Sie stets langsam, und kauen Sie die Nahrung sorgfältig. So setzt das Sättigungsgefühl schneller ein, und die Nahrung wird optimal verdaut.

# *Trennkost* bei Übergewicht

**Aus der Praxis berichtet:** Susanne M., 36 Jahre alt, mit einem Gewicht von 101 kg bei einer Körpergröße von 1,74 m und einem daraus resultierenden BMI von 33,4, sucht ihren Hausarzt auf, da sie zunehmend unter ihrer Körperfülle leidet. Sie fühlt sich als Frau unattraktiv, hat Kniebeschwerden, schwitzt schon bei leichter körperlicher Aktivität und wird schnell kurzatmig. Ihre Blutzuckerwerte sind grenzwertig, die Cholesterinwerte und der Blutdruck sind erhöht.

**Frau M. ist sehr motiviert**, sie will abnehmen, hat jedoch die Vorstellung, in drei bis vier Monaten 20 kg zu verlieren. Ihr Arzt vereinbart mit ihr als realistisches Ziel einen Zeitrahmen von 15 Monaten. Frau M. stellt ihre Ernährung zunächst auf eine fettarme Trennkost um. Unterstützend zur Trennkost bekommt sie täglich zweimal einen Esslöffel Leinöl und eine halbe Handvoll geschälte Walnüsse verordnet: Diese wirken sich positiv auf Durchblutung und Stoffwechsel, aber auch auf die Stimmung aus und erleichtern das Abnehmen. Dazu kommt ein Bewegungsprogramm: Susanne M. beginnt täglich 20 Minuten zügig zu gehen und fängt gleich morgens noch vor dem Frühstück mit dem Walken an, da das morgendliche Gehen den Stoffwechsel anregt. Mit zunehmend besserer Kondition erweitert Frau M. ihr Trainingsprogramm und beginnt mehr und mehr Joggingeinheiten in die Gehstrecke einzubauen.

*Mehrfach wird Frau M. von ihren Kolleginnen und Kollegen auf ihre Gewichtsabnahme und ihre bessere Ausstrahlung angesprochen. Sie ist überglücklich.*

**Die Wirkung des Ernährungs- und Bewegungsprogramms** spürt Frau M. schon nach kurzer Zeit: Sie nimmt ab, die Cholesterinwerte verbessern sich, ihr hoher Puls und ihr Blutdruck sinken. Sie baut durch das Training mehr Muskulatur auf. Vor allem aber bessert sich ihre Stimmung, und sie gewinnt an Selbstsicherheit.
Nach anfangs zügiger Gewichtsabnahme geht das Gewicht später etwas langsamer zurück und pendelt sich dann bei 78 kg ein: Frau M. liegt mit ihrem BMI von 25,8 jetzt fast im Normalbereich! Bis heute hält sie mithilfe der fettarmen Trennkost ihr Gewicht stabil.

# Diabetes

In Deutschland leiden derzeit über fünf Millionen Menschen an Diabetes mellitus – rechnet man die geschätzte Dunkelziffer mit ein, sind es etwa acht Millionen. Davon sind nur 300 000 sogenannte Typ-1-Diabetiker (Menschen, die bereits in jungen Jahren an einer Autoimmunerkrankung leiden, mit absolutem Insulinmangel infolge einer Immunfehlregulation).

Bei den meisten Diabetikern liegt ein sogenannter Typ-2-Diabetes, früher »Altersdiabetes« genannt, vor. Hier liegt eine mangelnde Empfindlichkeit der Zellen für Insulin, eine sogenannte Insulinresistenz, vor. Mittlerweile tritt der Typ-2-Diabetes jedoch mit erschreckend zunehmender Häufigkeit auch schon im jüngeren Lebensalter auf.

## INFO

Diabetes mellitus kommt aus dem Griechischen und heißt »honigsüßer Durchfluss«, was von dem süßlich schmeckenden Urin herrührt.

## ▶ Symptome

Ein erhöhter Blutzuckerspiegel (Hyperglykämie) macht sich durch folgende Anzeichen bemerkbar:

- enormer Harndrang,
- ständiger Durst,
- zunehmende Müdigkeit und Kraftlosigkeit,
- verstärkte Infektanfälligkeit,
- trockene Haut,
- schlecht heilende Wunden,
- Kribbeln/Missempfindungen in Händen und Füßen,
- Sehstörungen,
- Heißhungerattacken.

## ▶ Diagnose

Diabetes mellitus wird durch Messen des Blutzuckers festgestellt, bei grenzwertigen Ergebnissen wird ein oraler Blutzucker-Belastungstest durchgeführt. Urinzucker lässt sich nur oberhalb der sogenannten Nierenschwelle bei einem Blutzuckerwert von über 180 nachweisen. Wichtig ist außerdem die Spiegelung des Augenhintergrundes, um festzustellen, ob eine Schädigung der Netzhaut infolge von diabetesbedingten Schäden an den feinen Arterien dort aufgetreten ist, die langfristig zur Erblindung führen kann.

Die Hauptrisikofaktoren für Diabetes mellitus sind: Übergewicht bzw. Adipositas, Bewegungsmangel, zu fett- und zuckerreiche Ernährung mit einem Mangel an Ballaststoffen sowie eine erbliche Veranlagung.

## Krankheitsrisiken durch Diabetes

Ein nicht behandelter bzw. schlecht eingestellter Diabetes führt zu einem dramatischen Anstieg von Krankheitsrisiken: Fuß- und Beinamputationen treten um ein Vielfaches häufiger auf als bei Nicht-Diabetikern, ebenso Nierenversagen, Impotenz, Schlaganfall, Herzinfarkt und Erblindung. Rein statistisch gesehen verliert ein ungenügend behandelter Diabetiker acht Lebensjahre.

## Was Sie tun können

Zunächst die gute Nachricht: Sie selbst können wie bei kaum einer anderen chronischen Erkrankung enorm viel Gutes für sich tun. Stellen Sie Ihre Ernährungs- bzw. Lebensweise aktiv um (siehe Seite 20 f.)! Als Typ-2-Diabetiker sind Sie bedingt gesund. Nehmen Sie ärztliche, ggf. diabetologische Hilfe in Anspruch.

### ▶ Therapeutische Maßnahmen
(Bitte sprechen Sie mit Ihrem Arzt!)

- Gewichtsoptimierung und Ernährungstherapie durch sanfte Umstellung auf Trennkost;
- orale Antidiabetika, nur bei Diabetes Typ 1, bei Typ 2 nur in Extremfällen;
- regelmäßige Kontrolle zum Schutz vor Spätfolgen (z. B. diabetischer Fuß, Augenstörungen);
- geeignete phytotherapeutische (pflanzliche) und orthomolekulare Präparate;
- Stress meiden;
- Nikotin und Alkohol reduzieren;
- viel Bewegung.

## Diabetes-Schulung: Hier erfahren Sie alles über die Krankheit

Wenn Sie alles über die richtige Ernährung bei Diabetes und das Selbstmanagement bei der Erkrankung wissen wollen, sollten Sie an einer Diabetes-Schulung teilnehmen. Die dort gegebenen Informationen helfen Ihnen vor allem bei der Ernährungsumstellung. Achten Sie auf Lebensmittel mit einem niedrigen glykämischen Index (siehe rechts), und meiden Sie Lebensmittel, die den Blutzucker hochschießen lassen.

## Der glykämische Index

Der Anstieg des Blutzuckerspiegels ist abhängig von der Verdaulichkeit und Resorptionsgeschwindigkeit der Kohlenhydrate in der Nahrung. Die blutzuckersteigernde Wirkung kohlenhydrathaltiger Lebensmittel wird als glykämischer Index (GI oder Glyx) bezeichnet.

Es ist nicht gleichgültig, welche Kohlenhydrate wir essen. Der glykämische Index verrät uns, welche günstig und welche ungünstig sind. Bei Nahrung mit niedrigem glykämischem Index hält das Sättigungsgefühl länger an.

Der GI zeigt den Grad der Erhöhung des Blutzuckers nach dem Genuss eines Kohlenhydrats auf. Zur Ermittlung wird der Blutzuckeranstieg nach 50 g Kohlenhydraten gemessen und willkürlich als Maß 100 festgelegt. Damit lässt sich der Grad des Blutzuckeranstiegs nach Einnahme anderer Nahrungsmittel mit ebenfalls 50 g Kohlenhydratgehalt prozentual festlegen. Ein niedriger GI weist auf einen langsamen und niedrigen Blutzuckeranstieg hin. Insgesamt gibt es drei Kategorien:

- Niedriger GI: Werte unter 54,
- Mittlerer GI: Werte von 54 bis 70,
- Hoher GI: Werte über 70.

## Die glykämische Last

Da sich der glykämische Index immer auf Nahrungsmittelportionen von 50 g Kohlenhydraten und nicht auf 50 g Lebensmittel bezieht, ist er allein noch nicht sehr aussagekräftig. Um den GI von gekochten Möhren zu überprüfen, mussten Versuchspersonen für die geforderte Menge von 50 g Kohlenhydraten 1,6 kg Möhren in einer

# Die Kohlenhydrat-Tabelle
## Glykämischer Index – Glykämische Last

| Getreideprodukte | GI | GL |
|---|---|---|
| Hirse | 71 | 17 |
| Couscous | 65 | 15 |
| Haferflocken | 42 | 32 |
| Cornflakes | 84 | 72 |
| Reiswaffeln | 82 | 66 |
| Weizenflocken | 69 | 57 |
| Maischips | 73 | 46 |
| Buchweizen | 54 | 11 |
| Weizen-Salzstangen | 67 | 41 |

| Reis und Nudeln, gekocht | GI | GL |
|---|---|---|
| Naturreis | 55 | 12 |
| Langkornreis | 56 | 15 |
| Weißer Reis, geschält | 64 | 23 |
| Basmati-Reis | 60 | 15 |
| Arborio-Reis | 69 | 24 |
| Parboiled Reis | 47 | 11 |
| Spaghetti | 38 | 10 |
| Makkaroni | 47 | 13 |
| Linguine | 46 | 12 |

| Kartoffelprodukte | GI | GL |
|---|---|---|
| Gekochte Kartoffeln | 75 | 11 |
| Gebackene Kartoffeln | 85 | 15 |
| Kartoffelchips | 54 | 23 |
| Pommes frites | 75 | 15 |

| Brot | GI | GL |
|---|---|---|
| Baguette | 95 | 49 |
| Weißbrot | 70 | 34 |

| Gemüse | GI | GL |
|---|---|---|
| Pastinaken | 97 | 19 |
| Möhren | 47 | 2 |
| Mais, frisch | 54 | 12 |
| Kürbis | 74 | 4 |
| Rote Bete | 64 | 6 |
| Süßkartoffeln | 61 | 11 |
| Yam-Wurzel | 51 | 11 |

| Milchprodukte | GI | GL |
|---|---|---|
| Vollmilch | 27 | 1 |
| Joghurt | 33 | 6 |
| Magermilch | 32 | 1 |
| Milchspeiseeis | 61 | 14 |

| Hülsenfrüchte | GI | GL |
|---|---|---|
| Erbsen | 48 | 4 |
| Linsen | 29 | 3 |
| Grüne Bohnen | 38 | 8 |

| Süßes | GI | GL |
|---|---|---|
| Würfelzucker | 68 | 68 |
| Laktose | 46 | 46 |
| Honig | 55 | 39 |
| Fruchtbonbons | 70 | 68 |
| Snickers | 55 | 32 |
| Twix | 44 | 28 |
| Nugat | 32 | 13 |
| Nutella | 33 | 19 |
| Fructose | 19 | 19 |
| Vollmilchschokolade | 43 | 24 |

Als Referenz dient Glucose mit einem GI von 100 (modifiziert nach Worm). Glykämische Last GL = Glykämischer Index GI x Kohlenhydratanteil pro 100 g-Portion.

Portion essen! Dies zeigt, wie wenig alltagstauglich der GI ist. Viel wichtiger für den Verbraucher ist die Blutzuckerwirkung, die eine durchschnittliche Beilagenportion Möhren, also etwa 100 bis 150 g, bedingt. Um dies zu berücksichtigen, wurde der Begriff glykämische Last (GL) eingeführt.

## Wie berechnet man die glykämische Last?

Da es sich bei dem glykämischen Index streng genommen um Prozentangaben handelt, muss der Index zur Berechnung der glykämischen Last immer durch 100 geteilt werden:

**Glykämischer Index / 100 x Kohlenhydrate**
**Beispiele:**
▶ Der GI von Möhren liegt bei 47.
100 g = 4,8 Kohlenhydrate
0,47 x 4,8 g = 2,3
Die glykämische Last (GL) pro 100 g ist also 2,3 (abgerundet 2).

▶ Der GI von Weißbrot liegt bei 70.
100 g = 48 Kohlenhydrate
0,7 x 48 = 33,6
Die GL pro 100 g liegt also bei aufgerundet 34.

In der Praxis kommt es also vor allem auf die glykämische Last der Nahrung an und nicht auf den glykämischen Index. Nach dem GI wären Möhren weitgehend zu meiden, weil sie einen sehr hohen glykämischen Index haben, ihre glykämische Last ist jedoch mit 2 sehr niedrig.
Eine GL von weniger als zehn gilt als niedrig, Werte über 20 gelten als hoch.

## Gut für Diabetiker: Lebensmittel mit einer niedrigen glykämischen Last

Von besonderer Bedeutung ist die glykämische Last eines Nahrungsmittels für Menschen, die sich wenig bewegen, und für Typ-2-Diabetiker. Je mehr diese Stärke und Zucker beim Essen aufnehmen, umso höher sind die Blutzuckerspitzen nach dem Essen. Damit steigt das Risiko, dass die Blutgefäße Schaden nehmen. Für alle Übergewichtigen und Diabetiker gilt dies in besonderem Maße. Die Tabelle auf Seite 40 zeigt, dass nicht der glykämische Index, sondern die glykämische Last entscheidend ist.

## ▶ Trennkost für Diabetiker

Wenn Sie an Typ-2-Diabetes leiden, ist die wichtigste Therapiemaßnahme für Sie die Ernährung. Stellen Sie Ihre Nahrung auf Trennkost um – dabei sollten Sie Folgendes beachten:
Bevorzugen Sie komplexe Kohlenhydrate, denn diese helfen, erhöhte Nüchtern-Insulinwerte zu senken. Die ideale Trennkost für Diabetiker ist möglichst fettarm und enthält einen besonders hohen Anteil an ballaststoffreichen Salaten und Gemüsen, davon möglichst viel als Rohkost.

INFO

**Eine Gewichtsreduzierung** ist für Diabetiker in den meisten Fällen die entscheidende Maßnahme zur Verbesserung des Blutzuckerspiegels. Orientieren Sie sich an den Ratschlägen auf Seite 33 ff. zum richtigen Abnehmen!

### Weißmehl und Zucker sind tabu!

Auf keinen Fall gehören Weißbrot, Zucker und zuckerhaltige Lebensmittel auf den Speiseplan! Meiden Sie alle süßen Getränke, auch Honig und Birnen- oder Apfeldicksaft sowie Rüben- und Ahornsirup. Trennkost für Diabetiker sollte zuckerfrei, arm an Fett sowie reich an Ballaststoffen und mit einem hohen Rohkostanteil sein. Die sogenannten Diabetiker-Produkte (Marmeladen, Pralinen, Schokolade, Kuchen für Diabetiker) sind nur teilweise, nämlich in einer relativ geringen Menge, insulinunabhängig verwertbar und sollten gemieden werden. Verzichten Sie auch auf Süßstoffe, da hier erfahrungsgemäß die Gesamtenergieaufnahme erhöht ist, also vermehrt gegessen wird. Dies ist für die zumeist übergewichtigen Typ-2-Diabetiker ungünstig.

### Essen Sie bevorzugt pflanzliches Eiweiß

Um der Übersäuerung entgegenzuwirken, gilt auch für Sie als Diabetiker: Halten Sie möglichst mehrere fleischfreie Tage in der Woche ein! Fleisch, Fisch, Geflügel sowie Eier enthalten viel tierisches Eiweiß, das wir gar nicht täglich benötigen, um uns gesund zu ernähren. Wer sich rein vegetarisch ernährt, isst gesünder – das ist durch mehrere große Studien wissenschaftlich untermauert. Durch die Trennung von überwiegend eiweißhaltigen und kohlenhydrathaltigen Lebensmitteln nehmen übergewichtige Diabetiker leichter ab – dadurch wird der Diabetes leichter einstellbar. Die Insulingaben können nach und nach reduziert werden. Deshalb sind zunächst bei der Umstellung vermehrte Blutzuckerkontrollen erforderlich. Bei Patienten, die kein Insulin

spritzen, normalisiert sich der Blutzucker durch Trennkost schneller.

### Fasten Sie nur unter ärztlicher Anleitung!

Neben körperlicher Bewegung und Trennkost für Diabetiker ist Fasten eine exzellente und bewährte Möglichkeit, eine vorhandene Insulinresistenz abzubauen. Heilfasten in einer Fastenklinik unter Anleitung eines erfahrenen Fastenarztes erfordert eine strenge Indikationsstellung. Orale Antidiabetika und Insulin müssen bei Fastenbeginn abgesetzt werden, da sonst eine gefährliche Unterzuckerung droht. Typ-1-Diabetiker oder Typ-2-Diabetiker mit absolutem Insulinmangel dürfen jedoch nicht fasten wegen der Gefahr des lebensgefährlichen ketoazidotischen Komas! Nur durch Diät eingestellte Diabetiker können zu Hause fasten, wenn sie dies unter Anleitung eines erfahrenen Fastenarztes tun.

### Ernährungstipps für Diabetiker

- Drei Viertel Ihrer täglichen Kost sollte aus Basenbildnern bestehen (insbesondere Salate, Gemüse, Obst) und nur ein Viertel aus Säurebildnern.
- Nehmen Sie täglich viele kleine Mahlzeiten zu sich statt wenige üppige.
- Ernähren Sie sich ballaststoffreich (Salat, Gemüse, Obst, Vollkornprodukte).
- Genießen Sie den natürlichen Eigengeschmack der Lebensmittel.
- Meiden Sie Zucker, Honig oder zuckerhaltige Nahrungsmittel sowie fruktosehaltige Diabetikerspeisen.

# *Trennkost* bei Diabetes

**Aus der Praxis berichtet:** Martha L. ist 65 Jahre alt und mit 98 kg stark übergewichtig. Als Diabetikerin wird sie mit 60 Einheiten Insulin pro Tag in die Klinik aufgenommen. Ihr Blutdruck ist mit 185 zu 105 deutlich zu hoch, ihre Leberwerte sind etwa um das Dreifache der Norm erhöht.

**Frau L. wird dazu angehalten, täglich 20 Minuten zügig spazieren zu gehen.** Zu Hause, so lautet die Empfehlung, solle sie diese ausgedehnten Spaziergänge dann, alleine oder in Begleitung, fortführen.
Die ersten Wochen bekommt Frau L. Frischkost, d. h. vorwiegend Obst und Salat und unerhitztes oder nur leicht gegartes Gemüse, später wird ihre Ernährung auf Trennkost für Diabetiker umgestellt.

**Der sehr rasche anfängliche Gewichtsverlust** bei einem Ausgangsgewicht von 98 kg und einer Körpergröße von 1,64 m verlangsamt sich nach den ersten Wochen, der Insulinbedarf geht, unter engmaschigen Blutzuckerkontrollen, stetig zurück.

*»Seit ich meine Ernährung auf Trennkost umgestellt habe, sind meine Lebensgeister wieder erwacht. Ich fühle mich nicht nur körperlich besser, sondern bin auch wieder unternehmenslustig!«* Martha L.

**Martha L. wird nach fünf Wochen um zehn Kilogramm leichter,** mit normalen Leberwerten, einem Blutdruck von 145 zu 85 und ohne jegliches Insulin, ohne Antidiabetika und mit normalen Blutzuckerwerten nach Hause entlassen.

**Die Diät und Bewegungstherapie** sind durch eine gezielte Neuraltherapie nach Huneke (siehe Seite 152) unterstützt worden, außerdem durch die zusätzliche Einnahme von Vitaminen, Mineralien, Spurenelementen sowie pflanzlichen Heilmitteln und Spritzen mit Eigenblut. Der vorher von Frau L. beklagte Kopfdruck ist verschwunden, ihre Atemnot bei Belastung hat sich zusehends gebessert. Martha L. äußert sich sehr zufrieden: »Ich fühle mich insgesamt viel besser durchblutet.«

## Bluthochdruck

Von Bluthochdruck (arterieller Hypertonie) spricht man bei Blutdruckwerten von über 140 zu 90. In westlichen Gesellschaften sind etwa 25 Prozent der Bevölkerung davon betroffen. Die Werte von 140 bis 160 systolisch (oberer Wert) zu 90 bis 95 diastolisch (unterer Wert) werden nach der WHO als Grenzwert für Bluthochdruck bezeichnet. Bei Werten oberhalb von 160 zu 95 bis 115 spricht man von Hypertonie, eine schwere Hypertonie liegt vor, wenn die diastolischen Werte über 115 betragen. Bluthochdruck kann zu einem Schlaganfall, zu Herzinsuffizienz (Herzschwäche), zu Angina Pectoris und sogar zu einem Herzinfarkt führen.

### ▶ Symptome

Die akuten Symptome bei Bluthochdruck sind eher unspezifisch, d. h., Bluthochdruck tut nicht weh. Dennoch können gewisse Warnsymptome auf diese Erkrankung hindeuten:

- Kopfschmerzen,
- Müdigkeit,
- geröteter Kopf,
- häufiges Nasenbluten,

- geplatzte Äderchen im Auge,
- Sehstörungen,
- Atemnot,
- Herzbeschwerden,
- Schwindel und Übelkeit.

### ▶ Diagnose

Bei einem erstmals festgestellten Bluthochdruck sollten Sie die Werte zunächst ein- oder mehrfach kontrollieren lassen. Für eine genaue Diagnostik ist eine 24-Stunden-Blutdruckmessung sinnvoll. Ihr Arzt wird Sie außerdem ausführlich befragen und eine gründliche körperliche Untersuchung vornehmen: Er wird Laboruntersuchungen von Blut und Urin veranlassen, eine Ultraschalluntersuchung der Bauchorgane und des Herzens, ein Belastungs-EKG machen sowie den Augenhintergrund untersuchen lassen.

### Welche Ursachen hat der Bluthochdruck?

Wenn sich die Diagnose bei mehreren Blutdruckmessungen bestätigt, muss nach den Ursachen gesucht werden. Zwar finden sich bei gut 90 Prozent der Bluthochdruckpatienten außer Bluthochdruck oder Übergewicht keine primären Ursachen, wenn man von Stress absieht.
Dennoch sind die sogenannten sekundären Bluthochdruckformen, z. B. infolge von Nierenkrankheiten, Erkrankungen der hormonproduzierenden Organe und andere Ursachen von wesentlicher Bedeutung, weil man dann gezielt ursächlich behandeln kann und der Bluthochdruck sich dadurch gut bessern lässt.

Risikofaktoren für Bluthochdruck sind: Rauchen, Alkohol, Übergewicht, Bewegungsarmut, Diabetes, Störungen des Fettstoffwechsels und übermäßiger Kochsalzkonsum. Sie können also in Eigenregie einiges für Ihre Gesundheit tun!

### ▶ Therapeutische Maßnahmen
(Bitte sprechen Sie mit Ihrem Arzt!)

- Medikamente
- Hydrotherapie
- Homöopathika
- geeignete phytotherapeutische und orthomolekulare Präparate
- Risikofaktoren vermeiden bzw. behandeln
- Ernährungstherapie durch sanfte Umstellung auf Trennkost (besonders wichtig: Salz reduzieren)
- Ausdauersport
- Entspannungsmethoden, z. B. autogenes Training oder Yoga
- ggf. Psychotherapie

### ▶ Trennkost bei Bluthochdruck

Der sogenannte essenzielle Bluthochdruck, bei dem es keine organische Ursache gibt, hat verschiedene andere Ursachen: chronische Stressbelastung, jahrzehntelange Fehlernährung, d.h. permanent zu hohe Kochsalzzufuhr, vermutlich ein zu hoher Proteinkonsum. Bluthochdruck kann jedoch auch auf eine genetische Veranlagung zurückzuführen sein. Bei Hypertonie in Verbindung mit Übergewicht sollten Sie eine Gewichtsabnahme mit Trennkost anstreben, da hierdurch meist eine Blutdrucksenkung erreicht wird.

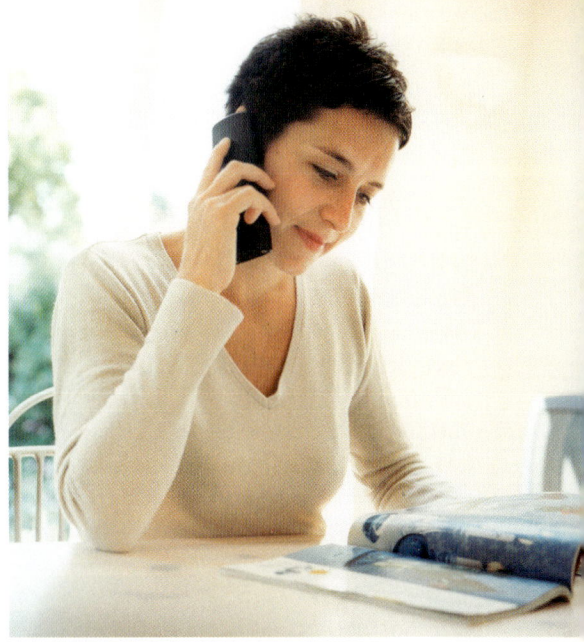

*Versuchen Sie, auch im Alltag möglichst entspannt zu bleiben – Ihr Blutdruck wird es Ihnen danken!*

### Worauf Sie primär achten sollten

Ersetzen Sie Kochsalz durch Kräuter, Gewürze oder Vollmeersalz – bei etwa einem Drittel der Patienten wird hierdurch eine Senkung des Blutdrucks erreicht; das sind diejenigen, die auf Zufuhr von Kochsalz mit Blutdrucksteigerung reagiert haben. Achten Sie auf Nahrungsmittel, die viel Kalium (Bananen), Magnesium (Kartoffeln) und Kalzium (Milchprodukte) enthalten. Vollkornprodukte und Obst, Gemüse und Salate helfen, den Blutdruck zu senken.

Ernähren Sie sich nach den Richtlinien der Trennkost (siehe Seite 20), und beherzigen Sie, falls Sie auch an Übergewicht leiden, die Tipps zum Abnehmen auf Seite 36.

### Und so könnte ein Tag mit Trennkost aussehen:

**Zum Frühstück** nehmen Sie nur Obst zu sich. Besteht Ihre Mahlzeit aus verschiedenen Früchten, sollten Sie die Reihenfolge von sauer nach süß einhalten. Falls Sie im Laufe des Vormittags Hunger verspüren, können Sie als **Zwischenmahlzeit** z. B. ein weiteres Stück Obst oder eine Scheibe Vollkornbrot mit Quark zu sich nehmen.

**Mittags** essen Sie zunächst in entspannter Atmosphäre einen gemischten Salat. Achten Sie darauf, dass Sie gründlich kauen, dadurch kommt es zu einem ersten Sättigungsgefühl. Beim Hauptgang sollte Gemüse zwei Drittel der Menge ausmachen, das restliche Drittel kann z. B. ein tellergroßes Stück Fisch sein.

**Nachmittags** kann mit Naturjoghurt, einer Handvoll Nüssen oder einem Stück Obst eventuell auftretender Hunger überbrückt werden. Trinken Sie dazu Fruchtsaft oder Kräuter- bzw. Früchtetee.

**Das Abendbrot** sollten Sie möglichst vor 18 Uhr, spätestens bis 19 Uhr, zu sich nehmen. Hier kommen neben gemischtem Salat und Gemüse mit Vollkornreis, -nudeln oder Kartoffeln alternativ auch Vollkornbrot mit Frischkäse und dazu Tomaten und Gurkenscheiben infrage.

### Auch Fasten kann helfen!

Wenn deutliche Blutdrucksenkungen notwendig sind, bietet sich Heilfasten unter ärztlicher Aufsicht an. Dadurch können blutdrucksenkende Medikamente oft reduziert oder gar abgesetzt werden. Hier müssen häufige Kontrollen des Blutdrucks erfolgen, da anfangs insbesondere Entwässerungstabletten, aber auch andere blutdrucksenkende Mittel rasch reduziert oder abgesetzt werden können bzw. müssen.

Weniger eingreifend als das Heilfasten, aber sehr effektiv sind auch einige Tage Frischkost (nur Obst, Salat und unerhitzte Gemüse) oder einzelne Entlastungstage nur mit Obst (siehe Seite 83), nur mit Saft oder nur mit Reis. Über die Entwässerung und die Entsalzung des Körpers wird der Blutdruck gesenkt.

### ▶ Checkliste – was Sie bei Bluthochdruck noch tun können

- Magnesium senkt erhöhten Blutdruck.
- Verzichten Sie auf Zigaretten, auch weitgehend auf Alkohol.
- Stress, Überforderung, übergroßer Ehrgeiz und Ärger wirken sich immer negativ auf den Blutdruck aus und sollten, wenn möglich, vermieden bzw. abgebaut werden.
- Bewegen Sie sich viel! Besonders Ausdauersportarten wirken blutdrucksenkend und vegetativ ausgleichend: etwa zügiges Gehen, Nordic Walking, Jogging, Radfahren in der Ebene. Sportarten, die zu kurzfristigen Blutdruckspitzen führen, kommen bei Bluthochdruck nicht infrage.
- Entsäuern und Entgiften.

# *Trennkost* bei Bluthochdruck

**Aus der Praxis berichtet:** Barbara V. ist 45 Jahre alt und wiegt bei einer Körpergröße von 1,63 m 84 kg. Sie fühlt sich durch die tägliche Mehrfachbelastung Beruf sowie Haushalt und Familie oft gestresst, neigt zu Perfektionismus, ist sehr gewissenhaft und ängstlich. Ihr Blutdruck weist beim ersten Arztbesuch Werte von 180 zu 110 auf.

**Nach ausführlicher Befragung** durch den Hausarzt, eingehender körperlicher Untersuchung und Abklärung der Ursachen erfolgt die weitere Diagnostik mittels einer 24-Stunden-Blutdruckmessung und Herzultraschall. Insgesamt ergibt sich, dass bei Frau V. der Herzmuskel etwas verdickt ist. Ihre Blutdruckwerte nehmen auch nachts nicht nennenswert ab, d. h., die Anspannung lässt auch in der nächtlichen Ruhephase nicht nach.

**Frau V. wird zur Blutdrucksenkung und Gewichtsabnahme** empfohlen, ihre Ernährung auf Haysche Trennkost umzustellen. Schon nach relativ kurzer Zeit sinken ihre Blutdruckwerte. Zusätzlich beginnt sie mit körperlichen Aktivitäten, zunächst regelmäßig zu walken. Gleichzeitig nimmt sie Mineralien als Nahrungsergänzungsmittel und homöopathische Mittel zur Blutdrucksenkung.

*Loslassen, entspannen, abnehmen: drei Vorsätze, die bei Barbara V. zum Erfolg führten.*

**Nach drei Monaten** hat Frau V. acht Kilogramm abgenommen, die Gewichtstendenz ist weiter fallend. Die eingangs beklagten Beschwerden wie Schwindel, Kopfschmerzen, Kurzatmigkeit bzw. Atemnot bei Belastung sowie muskuläre Verspannungen sind verschwunden. Frau V. ist glücklich, fühlt sich wohl und geht wieder zuversichtlich in den Alltag, wo sie durch Delegieren, zunehmende Gelassenheit, weniger Perfektionismus und nicht zuletzt durch regelmäßige Entspannungsphasen viel besser zurechtkommt und insgesamt ruhiger ist.

# Metabolisches Syndrom

**Das metabolische Syndrom bezeichnet das Zusammentreffen verschiedener Symptome bzw. Krankheitsbilder, die den Stoffwechsel (Metabolismus) betreffen. Diese sind:**

- Übergewicht/Adipositas,
- Diabetes mellitus Typ 2,
- Fettstoffwechselstörung, d. h. hohe Blutfettwerte,
- Bluthochdruck.

Häufig sind gleichzeitig auch erhöhte Harnsäurewerte zu beobachten. Beim metabolischen Syndrom besteht ein hohes Risiko von Organschäden: Es kann zur koronaren Herzkrankheit bis hin zum Herzinfarkt führen, außerdem zu Hirndurchblutungsstörungen, Schlaganfall, ebenso zu Durchblutungsstörungen der kleinen Gefäße, die sich insbesondere in Nieren und Füßen äußern, oft sind auch arterielle Durchblutungsstörungen der Beine festzustellen, außerdem Gicht, Gallensteine oder Blutgerinnungsstörungen.

## ▶ Symptome

Das metabolische Syndrom verursacht lange Zeit keine bzw. kaum feststellbare Symptome, daher empfiehlt sich bei Bluthochdruckpatienten eine erhöhte Wachsamkeit, was die Lebensweise betrifft. Gelegentlich kann es infolge des überhöhten Blutdrucks zu Nasenbluten oder auch Kopfschmerzen kommen.

## Wie kommt es zum metabolischen Syndrom?

Die Ursachen sind für das metabolische Syndrom sind:

- Fehl- beziehungsweise Überernährung,
- Bewegungsmangel,
- Alkohol,
- Rauchen,
- Stress,
- Vererbung.

Das zentrale Problem beim metabolischen Syndrom ist die sogenannte Insulinresistenz, die sich aus den oben genannten Faktoren ergibt.

Insulinresistenz bedeutet, dass die Insulinrezeptoren an den Zellen, die das Insulin aus dem Blut aufnehmen und in die Zelle einschleusen, in hohem Maße blockiert sind. Dadurch kann das Insulin selbst bei einem normalen oder sogar überdurchschnittlich hohen Insulinspiegel im Blut nicht wirken – mit den genannten fatalen Folgen. Infolge des erhöhten Insulinspiegels wird Natrium in der Niere verstärkt zurückgehalten, es kommt zu Störungen des Mineralhaushalts, das vegetative Nervensystem wird zu stark stimuliert (Stimulation der Sympathikus-Aktivität). Dies führt zum Wachstum glatter Muskelzellen. All dies hat eine Steigerung des Blutdrucks zur Folge.

## TIPP

Für die Gesellschaft ist das metabolische Syndrom eine Zeitbombe, weil sie das Gesundheitssystem mehr und mehr belastet – und die Zuwachsraten sind alarmierend!

## ▶ Diagnose

Die Diagnose ergibt sich zunächst aus dem Blick auf die Waage; das Labor zeigt erhöhte Blutzucker- und Blutfettwerte an (sowohl Cholesterin als auch und besonders Triglyzeride), die Harnsäure ist erhöht, die Blutdruckmessung zeigt erhöhte Werte.

### Zu viel, zu fett, zu schnell

Beim metabolischen Syndrom handelt es sich um eine typische Wohlstandskrankheit; der zugrunde liegende psychosomatische Aspekt ist eine Essverhaltensstörung. Langsam fortschreitende fehlgesteuerte Stoffwechselprozesse führen nach und nach zu schwerwiegenden Krankheiten, die die Lebensqualität massiv beeinträchtigen und zu schwerer Krankheit führen.

## ▶ Therapeutische Maßnahmen
### (Bitte sprechen Sie mit Ihrem Arzt!)

- Gewichtsoptimierung und Ernährungstherapie durch Trennkost (siehe Kapitel »Übergewicht«, Seite 32 ff., und »Bluthochdruck«, Seite 44 ff.),
- viel Bewegung, z. B. Walking, Nordic Walking, Radfahren,
- Medikamente in Rücksprache mit Ihrem Arzt,
- Entspannungsmethoden (z. B. autogenes Training, Yoga).

## ▶ Trennkost beim metabolischen Syndrom

Beachten Sie auch die Angaben zu den Einzelerkrankungen in den drei Kapiteln zuvor. Zur Ernährungsumstellung auf Trennkost benutzen Sie den für Sie individuell abgeänderten Kombiplan (siehe Seite 146 ff.), orientieren Sie sich an den Trennkost-Richtlinien (siehe Seite 20). Essen Sie insgesamt sehr fettarm. Nehmen Sie statt tierischer Fette mit vorwiegend gesättigten Fettsäuren besser pflanzliche Fette mit mehrfach ungesättigten Fettsäuren zu sich, statt Weißmehlprodukten Vollkornlebensmittel. Vermeiden Sie rotes Fleisch, essen Sie überhaupt eher Fisch statt Fleisch.

Die Ernährung soll möglichst ballaststoffreich sein, d. h. vor allem aus frischen Früchten, Gemüse, Salat und Vollkornprodukten bestehen.

INFO

Beim metabolische Syndrom sollten grundsätzlich mehrere kleine Mahlzeiten den mengenmäßig großen vorgezogen werden. Das rasche Verschwinden des Völlegefühls wird eine deutliche Erleichterung für Sie sein!

### Und so könnte ein Tag mit Trennkost aussehen:

**Zum Frühstück** essen Sie am besten Obst, z. B. einen Apfel, dazu trinken Sie ein Glas Buttermilch, bei Bedarf (bei Diabetikern: soweit möglich) nehmen Sie am späten Vormittag eine halbe bis eine kleine Banane zu sich.

**Zum Mittagessen** gibt es einen gemischten Salat mit verschiedenfarbigen Bestandteilen, z. B. grünen Salat, ein paar Cocktailtomaten, eine halbe gelbe Paprika, eine halbe Möhre, als Hauptmahlzeit ein großes Stück gegrillter Fisch, mit Zitronensaft, Salz und Pfeffer mariniert. Dazu passen mit frischen Kräutern bestreute Tomaten, die mit Balsamico beträufelt werden. Tomaten und Fisch werden im Backofen bei 200 Grad ca. 15 bis 20 Minuten gegrillt.

**Zum Abendbrot** nehmen Sie wiederum einen kleinen gemischten Salat zu sich, dazu Magerquark mit Leinöl, Oliven, Schnittlauch und Knoblauch angemacht, dazu einige Biopellkartoffeln.

*Ein Apfel zum Frühstück ist ideal, um leicht in den Tag zu starten.*

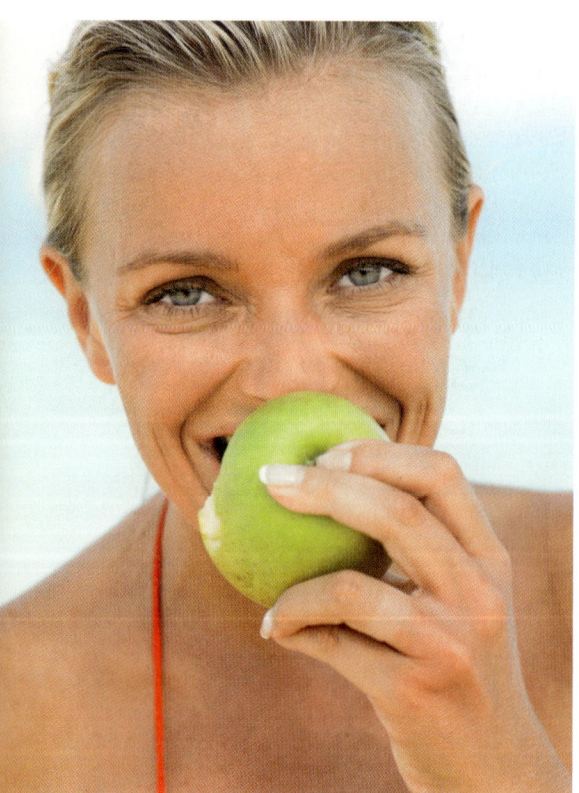

Zwischenmahlzeiten müssen, je nach Krankheitsbild, individuell gehandhabt werden – insbesondere bei Diabetikern (siehe Seite 38 ff.).

### Entscheidend ist die Selbstmotivation!

Wichtig bei der Ernährungstherapie ist, dass Sie motiviert bleiben und nicht gleich aufgeben, auch wenn Sie einmal eine kleine Diätsünde begangen haben. Nehmen Sie sich ein klares, erreichbares Ziel vor: Wie viel möchten Sie in welchem Zeitraum abnehmen? Es ist hilfreich, sich einmal pro Woche zu Hause zu wiegen und ein- bis zweimal im Monat beim Arzt auf die Waage zu gehen. Auch die Teilnahme an Seminaren oder Selbsthilfegruppen kann Sie auf Ihrem Weg bestärken. Sprechen Sie regelmäßig mit Ihrem Arzt, und lassen Sie Ihre Werte kontrollieren. Auch ein Tagebuch, in dem Sie notieren, wie sich Ihr Befinden, Ihr Gewicht und die Beschwerden allmählich bessern, fördert Ihre Ausdauer.

### ▶ Checkliste – dies sollten Sie beim metabolischen Syndrom beherzigen:

- ein regelmäßiges Frühstück täglich,
- eher kleine Mahlzeiten bzw. Zwischenmahlzeiten,
- Normalgewicht anstreben bzw. halten,
- tierische Fette und Weißmehlprodukte reduzieren,
- regelmäßige, maßvolle körperliche Aktivität,
- möglichst kein Alkohol,
- keine Zigaretten,
- mindestens sieben bis acht Stunden Schlaf pro Nacht.

# Kopfschmerzen und Migräne

Es gibt viele verschiedene Arten von Kopf-schmerzen. Bevor eine Therapie eingeleitet wird, ist eine Abklärung der Ursachen not-wendig, damit nicht bei der Therapie von Symptomen stehen geblieben wird – die Therapie der Ursachen ist sinnvoller.

Bei erstmals auftretenden, sehr starken Kopf-schmerzen oder Migräneanfällen sollten Sie umgehend einen Arzt konsultieren, da sich ernste Ursachen dahinter verbergen können.

## Die Hauptursache von Kopf-schmerzen: Verspannungen

Die häufigsten Kopfschmerzen sind Span-nungskopfschmerzen, deren Ursache übli-cherweise in Verspannungen des Rückens und Nackens liegt. Auch von Migräne gibt es unterschiedliche Typen, etwa die einfache Migräne oder eine Migräne, die von Ausfalls-erscheinungen des Gehirns begleitet ist.

Der Beginn des Leidens liegt meist zwi-schen der Pubertät und dem dreißigsten Lebensjahr. Bei Frauen ist die Migräne häufig mit hormonellen Schwankungen im Rahmen des Zyklus gekoppelt. Oft führt Stress zu muskulärer Verspannung, die in Kopfschmerzen münden kann.

## ▶ Diagnose

Ihr Arzt wird Sie ausführlich befragen und einer gründlichen körperlichen Untersu-chung unterziehen, bei unklaren Fällen er-folgt eine Überweisung zum Facharzt, etwa zum Neurologen bzw. zum Radiolo-gen für eine Computertomografie oder eine Kernspinuntersuchung.

## Was kann noch Kopfschmerzen auslösen?

Migräne kann durch verschiedene Lebens-mittel bzw. durch in Lebensmitteln enthal-tene Stoffe ausgelöst werden. Tyramin etwa, in Käse, Rotwein und Avocado ent-halten, oder auch Phenylethylamin in Scho-kolade oder Käse können eine Migräne hervorrufen. Natriummonoglutamat, ein Geschmacksverstärker, oder Schwankun-gen des Koffeinspiegels können ebenfalls Kopfschmerzanfälle auslösen.

Wenn hier Zusammenhänge offenbar wer-den, sollten koffeinhaltige Genussmittel wie Kaffee, Kakao, Tee, Colagetränke und Schokolade gemieden bzw. nur sehr selten verzehrt werden.

Auch Genussmittel wie Alkohol und Ni-kotin können Kopfschmerzen auslösen. Diese sollten dann gemieden werden. Eine Unterzuckerung, ein Mangel an Flüssig-keitszufuhr oder eine zu hohe Zufuhr von Kochsalz kommen ebenfalls als Auslöser von Migräne infrage.

INFO

Frauen leiden im Durchschnitt etwa doppelt so häufig unter Migräne wie Männer.

## Psychosomatische Auslöser von Kopfschmerzen

Der Nacken- und Kopfschmerz ist oft eine Folge starker psychischer Anspannung. Fragen Sie sich zunächst einmal, was Ihnen Kopfzerbrechen bereitet. Wie können Sie

Auch eine Überanstrengung der Augen bei zu viel Computerarbeit bzw. zu langes oder falsches Sitzen am Schreibtisch kann zu Nackenverspannungen und in der Folge zu Kopfschmerzen führen.

sich entspannen, Ihr inneres Gleichgewicht wiedererlangen?

Viele Menschen mit Migräne oder Kopfschmerzen sind sehr leistungsorientierte, zuverlässige, gewissenhafte Menschen, zum Teil mit einer Tendenz zum Perfektionismus. Da kein Mensch perfekt ist, führt ein Perfektionismus über kurz oder lang oft zu Erschöpfung oder Depressionen, weil die selbst gesteckten hohen Ansprüche nicht auf Dauer erfüllbar sind. Hier hilft es, sich immer wieder klarzumachen: Niemand ist perfekt! Sagen Sie sich: Ich mache meine Sache gut. Das nimmt Druck, hilft Ihnen, entspannter zu werden.

## Entspannung bei Migräne

Bei Migräne sind die Schmerzen meist einseitig rechts oder links, häufig verbunden mit Übelkeit, Erbrechen, Lichtscheue und Geräuschempfindlichkeit. Chronische Migränekopfschmerzen können mit individuell gezielter Akupunktur häufig wesentlich gebessert werden. Da Migräne oft mit psychischer Belastung zusammenhängt, können Stressbewältigung, autogenes Training und andere Entspannungsmethoden ebenso wie Bachblüten unterstützend wirken.

## Wenn Entspannung allein nicht hilft

Bei therapieresistenten Migräneattacken empfiehlt sich Heilfasten oder auch einige Tage Frischkost zusammen mit einer Entgiftung und Entsäuerung des Organismus. Zur Entgiftung nehmen Sie, nach Rücksprache mit Ihrem Arzt, Präparate, die die Leber- und Nierenfunktion unterstützen. Die Einnahme eines Basenpräparats hilft gegen Übersäuerung.

Grundlegend wichtig ist die gesunde Lebensordnung, die auf einen naturgemäßen Rhythmus ohne Überforderung achtet und genügend Schlaf und Entspannungsphasen vorsieht. Regelmäßiger Ausdauersport im mittleren Belastungsbereich wirkt sich bei Migräne außerordentlich positiv aus.

▶ **Therapeutische Maßnahmen**
(Bitte sprechen Sie mit Ihrem Arzt!)

- Abschirmung im abgedunkelten, geräuscharmen Raum,
- Schmerzmittel (in Absprache mit Ihrem Arzt),
- Akupunktur,
- homöopathische Mittel,
- Neuraltherapie nach Huneke,
- manuelle Therapie/Osteopathie,
- mikrobiologische Therapie,
- ggf. Entsäuerung und Entlastung des Stoffwechsels,
- Entgiftung des Stoffwechsels,
- Entspannungsverfahren,
- Ausdauersport,
- sanfte Umstellung auf Trennkost,
- viel Wasser trinken.

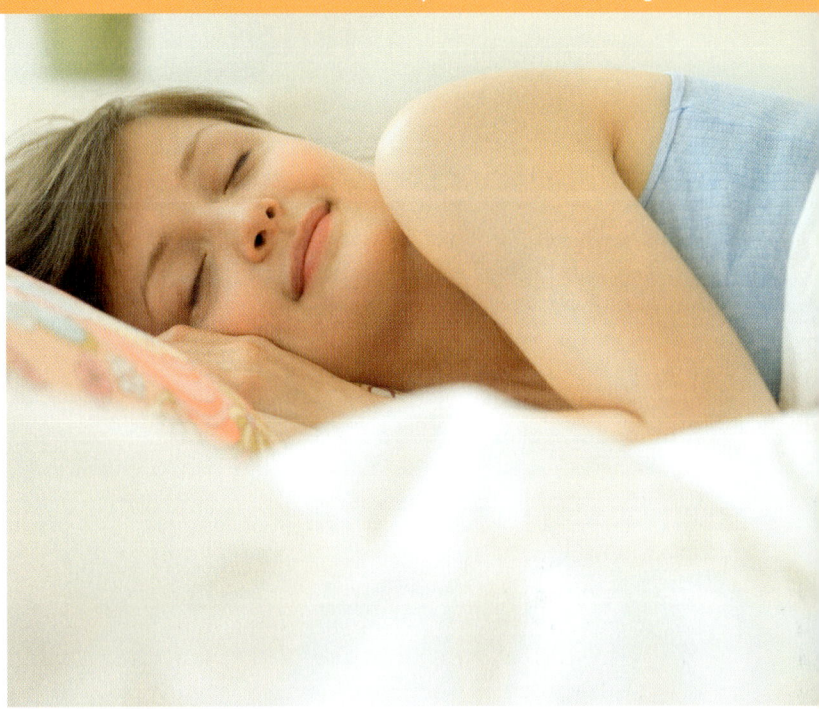

*Bei Kopfschmerzen sind Entspannung und genügend Schlaf wichtig!*

## ▶ Trennkost bei Migräne

Essen Sie viele Bananen, sie wirken durch ihren Reichtum an Magnesium und Kalium entspannend auf die Muskulatur und das vegetative Nervensystem. Meiden Sie Kopfschmerzen auslösende Nahrungsmittel wie z. B. bestimmte Käsesorten, Rotwein, Avocado, Schokolade, koffeinhaltige Getränke wie Kaffee, Tee oder Cola.

Stellen Sie Ihre Ernährung auf fettarme Trennkost um. Verzichten Sie auf Reizstoffe, Röstprodukte, scharfe Gewürze, blähende Gemüse und Zuckerwaren.

Essen Sie möglichst viele Basenbildner wie Salate, Obst und schonend gegartes Gemüse – dadurch kann der Körper überschüssige Säuren leichter neutralisieren. Lassen Sie schlecht bekömmliche Nahrungsmittel einfach weg.

### Und so könnte ein Tag mit Trennkost aussehen:

**Morgens:** Bereiten Sie ein Müsli mit Joghurt und Honig, Bananen, Walnüssen, Haferflocken und nach Belieben Magerquark und etwas Leinöl zu, trinken Sie dazu Kräuter- oder Früchtetee.

**Mittags:** Als Vorspeise gibt es Tomatensuppe ohne Rahm, dazu Keimlinge. Anschließend essen Sie reichlich Salat und gegartes Gemüse »al dente« mit frischen Kräutern. Als Hauptspeise stehen Vollkornreis oder Petersilienkartoffeln oder alternativ ein Heringsfilet auf dem Speiseplan.

**Abends:** Bestreichen Sie ein Vollkornbrötchen mit Kräuterquark, dazu gibt es Radieschen, Tomaten, Gurkenscheiben und eine Möhre.

# Rücken- und Gelenkschmerzen

Bei Rücken- und Gelenkschmerzen sollten Sie Ihren Arzt aufsuchen, der Sie zunächst ausführlich befragen und gründlich untersuchen wird. Bei Bedarf schließen sich Untersuchungen beim Orthopäden an. In diesem Kapitel handelt es sich nur um Rücken- und Gelenkschmerzen, die nicht entzündlich rheumatisch verursacht sind (rheumatische Erkrankungen siehe Seite 56 ff.).

## INFO

**Wie entsteht Arthrose?**
Fehlhaltungen bzw. Fehlstellungen der Wirbelsäule und der Gelenke verursachen Schmerzen und vorzeitige Verschleißerscheinungen. Bei der Arthrose ist der Gelenkknorpel zumindest teilweise zerstört. Der nicht von Blutgefäßen durchzogene Knorpel mit seinem trägen Stoffwechsel funktioniert wie ein Schwamm: Bei Entlastung des Gelenks saugt er sich mit der umgebenden Gelenkflüssigkeit voll, um bei Belastung wieder ausgedrückt zu werden. Die Ver- und Entsorgung ist bei intensivem Stoffwechsel besser, der rhythmische Wechsel von Be- und Entlastung, d. h. eine angemessene körperliche Aktivität, ist für die Funktionstüchtigkeit des Gelenks täglich notwendig. Hingegen ist fehlende Bewegung für die Wirbelsäule und die Gelenke nicht gut, weil dann die rhythmische Be- und Entlastung fehlt.

## Vielfältige Ursachen

Gelenkschmerzen sind meist auf Arthrose (Gelenkverschleiß, siehe Kasten) zurückzuführen. Sie betreffen häufig die großen Gelenke wie Knie, Hüften und Schultern. Bei Verschleißerscheinungen der Wirbelsäule treten Rückenschmerzen – meist im Bereich der Lenden- und Halswirbelsäule – auf, die dann wiederum in Kopf, Arme, Beine und Brustkorb ausstrahlen können. Bei Rückenschmerzen spielt auch die Psychosomatik eine große Rolle. Menschen mit hoher Leistungsbereitschaft, die sich nur schwer entspannen können, leiden häufig an Rückenschmerzen. Seelische Anspannungen führen zu muskulären Verspannungen. Oft verursachen auch Beschwerden innerer Organe eine Blockierung im zugehörigen Wirbelsäulensegment und umgekehrt. Rückenschmerzen sind meist Folge einer zu schwach entwickelten Rücken- und Rumpfmuskulatur.

## Wie können Rückenschmerzen verhindert werden?

Den Rücken belastende Bewegungs- und Haltungsmuster wie falsches oder zu langes Sitzen oder Stehen sollten durch rückenschonende Haltung und Bewegung ersetzt werden. Zur Vorbeugung, aber auch als Therapie, ist gezieltes Rückenmuskeltraining sinnvoll.

Wichtig ist auch, Rücken und Nacken warm zu halten, da Kälte zu muskulärer Verspannung führt. In diesem Fall können durchblutungsfördernde Salben, Infrarotlicht, Körnerkissen oder eine Wärmflasche die Muskelverspannung lockern.

## ▸ Therapeutische Maßnahmen
(Bitte sprechen Sie mit Ihrem Arzt!)

- Physikalische Therapie: Krankengymnastik, Bäder, Ultraschall, Wärmebehandlung durch Quarkwickel (siehe unten)
- Neuraltherapie
- homöopathische Präparate
- Akupunktur
- manuelle Therapie/Osteotherapie
- phytotherapeutische und orthomolekulare Präparate, Enzymtherapie
- Entspannungsmethoden, z. B. autogenes Training
- Psychotherapie
- sanfte Umstellung auf Trennkost

### Quarkwickel selbst machen

Eine Plastiktüte daumendick mit Quark bestreichen, vor dem Schlafengehen um die schmerzenden Gelenke legen und mit einem elastischen Verband befestigen. Über Nacht wirken lassen, morgens entfernen.

## ▸ Trennkost bei Rücken- und Gelenkschmerzen

Bei Verschleißerscheinungen an Rücken und Gelenken sollten Sie Ihre Ernährung auf Trennkost umstellen. Essen Sie jedoch nur, was für Sie bekömmlich ist! Eine Ernährung, die reich an Fett (insbesondere tierischem Fett), reich an Fleisch und Wurst ist oder viel Zucker enthält, wirkt sich nachweislich negativ auf Gelenke und Wirbelsäule aus. Die genannten Nahrungsmittel führen zu einer Übersäuerung und fördern entzündliche Stoffwechselprozesse, die Gelenk- bzw. Rückenschmerzen hervorrufen oder verstärken können. Reduzieren Sie daher vor allem Ihren Konsum an rotem Fleisch.

### Gegen Entzündungen: Omega-3-Fettsäuren

Eine sinnvolle Ernährung für Arthrose- und Rückenschmerzpatienten sollte eher kalorienarm sein, d. h. nicht zu viel Fette und Kohlenhydrate enthalten. Die Fette sollten möglichst pflanzlichen Ursprungs sein und bevorzugt aus mehrfach ungesättigten Fettsäuren (besonders Omega-3-Fettsäuren) bestehen. Dazu gehören konkret Leinöl, Rapsöl, Olivenöl, aber auch Fischöl. Auch Fisch, v. a. Lachs, Makrele oder Thunfisch, ist reich an Omega-3-Fettsäuren, die Entzündungen in den Gelenken eindämmen.
Bereiten Sie also Salate möglichst mit Lein- oder Rapsöl zu.

### Vitamine und Mineralstoffe schützen die Gelenke

Die ausreichende Versorgung mit Mineralstoffen, insbesondere Magnesium, Kalium und Kalzium, ist wichtig für die Gelenke. Eine überwiegend vegetarische Kost enthält die lebenswichtigen Vitamine des Vitamin-B-Komplexes, Vitamin C und Vitamin E. Letztere können insbesondere bei Arthrose mit entzündlichen Veränderungen die Beschwerden dämpfen, sie wirken antioxidativ und entzündungshemmend.
In pflanzlichen Lebensmitteln, vor allem in den Farbstoffen der Früchte und Gemüse, sind sogenannte bioaktive Substanzen, die Entzündungen hemmen und sich bei Arthrose und Schmerzen günstig auswirken. Frische Kräuter und Keimlinge sorgen zusätzlich für wichtige Vitamine und Mineralstoffe.

## Rheuma

»Rheuma« ist ein Sammelbegriff für eine große Anzahl von rheumatischen Erkrankungen, am häufigsten ist die chronische Polyarthritis (auch rheumatoide Arthritis genannt). Im weitesten Sinne gehören infektiöse Gelenkentzündungen, Kollagenosen und Weichteilrheuma auch zu den rheumatischen Erkrankungen. Entzündlich rheumatische Erkrankungen sind zumeist Autoimmunerkrankungen, ohne dass ihre Ursachen im Einzelnen genau bekannt sind.

INFO

Typisch für Rheuma ist der ziehende, reißende Charakter der Schmerzen, welcher Wirbelsäule, Gelenke und Weichteile betreffen kann.

## Die akute Gelenkentzündung: Arthritis

Arthritis ist die akute Entzündung eines Gelenks mit Überwärmung, Schmerz, Rötung, Schwellung und gestörter Funktion. Die überschießend produzierte Gelenkflüssigkeit enthält Stoffe, die den eigenen Gelenkknorpel und Knochen auflösen können. So kann es im Laufe der Zeit zu Schäden am Kapsel-Band-Apparat und zu Fehlstellungen der Gelenke kommen. Monarthritis betrifft nur ein entzündetes Gelenk, wenige entzündete Gelenke nennen die Ärzte Oligoarthritis, viele entzündete Gelenke Polyarthritis. Auffällig ist, dass bei der Hälfte aller Patienten dem Beginn der entzündlich rheumatischen Erkrankung chronische oder akute Stressereignisse vorausgingen. Bei der rheumatoiden Arthritis ist die Verteilung Frauen zu Männer drei zu eins.

### ▶ Diagnose

Nach einer ausführlichen Befragung wird Ihr Arzt zunächst die Funktionen der einzelnen Gelenke und der Wirbelsäule untersuchen. Mithilfe umfangreicher Labordiagnostik – Feststellung der Entzündungswerte sowie Nachweis von Rheumafaktoren und weiteren Antikörpern – wird er herausfinden, um welche Form der Erkrankung es sich handelt. Die sogenannten »bildgebenden Verfahren«, also klassische Röntgenaufnahmen, Ultraschalluntersuchungen, Computertomografie, Kernspinuntersuchungen sowie Skelettszintigrafie zum Nachweis eines erhöhten beziehungsweise verminderten Knochenstoffwechsels, ergänzen die Diagnostik. Unter Umständen ist sogar eine Gelenkpunktion oder Gelenkspiegelung notwenig.

Da chronische Schmerzen Menschen zermürben und deprimieren können, spielt in der Rheumatherapie auch die Psychosomatik eine große Rolle. Entspannungsverfahren wie z. B. die Progressive Muskelrelaxation nach Jacobson oder eine Gesprächstherapie können hier hilfreich sein.

### ▶ Therapeutische Maßnahmen
(Bitte sprechen Sie mit Ihrem Arzt!)

- Physikalische Therapie: Krankengymnastik, Massagen, Ergotherapie,

Wärmebehandlungen (Kraut- und Quarkwickel, siehe rechts und Seite 55, Heilerde)
- Heilfasten (unter ärztlicher Aufsicht)
- Neuraltherapie nach Huneke
- homöopathische Präparate
- ggf. Entsäuerung des Stoffwechsels
- Orthomolekularpräparate
- phytotherapeutische Präparate (Teufelskralle, Brennnesselkraut, Weidenrinde)
- mikrobiologische Therapie der Darmflora
- Eigenblutspritzen (individuell)
- Elektroneuraltherapie nach Dr. Croon

- Entspannungsverfahren (z. B. Progressive Muskelrelaxation)
- sanfte Umstellung auf Trennkost
- schmerzhemmende Medikamente, z. B. Antirheumatika, Basistherapeutika
- Kortison
- ggf. Operation des Gelenks

## Krautwickel selbst machen

Legen Sie die inneren Blätter eines Weißkohls teils überlappend auf ein Handtuch, und machen Sie die Blätter mit einer Flasche oder einem Nudelholz weich. Befesti-

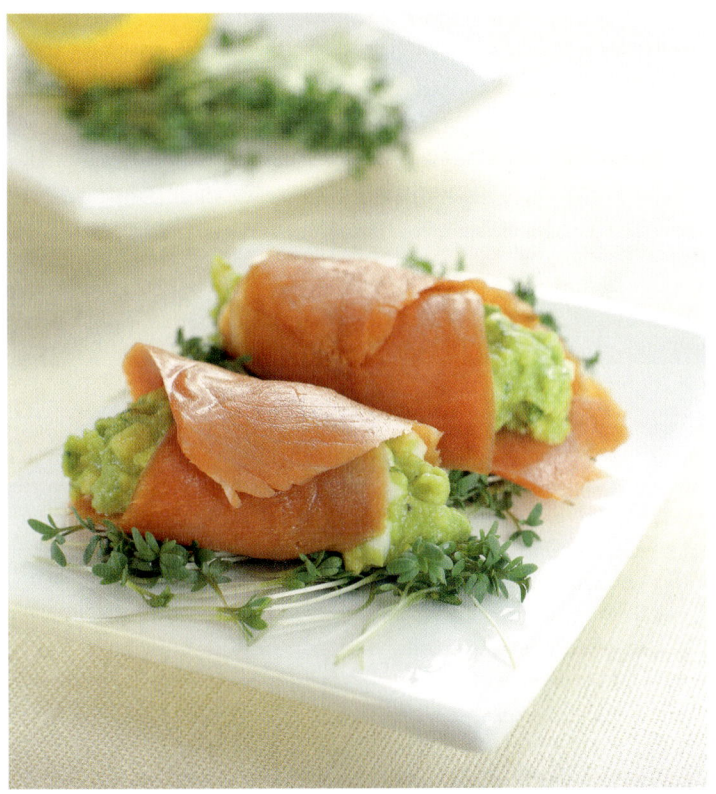

*In Lachs sind besonders viel entzündungshemmende Omega-3-Fettsäuren enthalten.*

gen Sie den Krautwickel vor dem Schlafengehen mit einem elastischen Verband locker um das betroffene Gelenk, und lassen Sie ihn über Nacht wirken. Wenn das Gelenk durch den Wickel zu warm wird, entfernen Sie diesen.

Krautumschläge sind ebenso wie Quarkwickel seit vielen Jahrhunderten sehr bewährt und wirken eindrucksvoll gegen Schmerzen und Entzündungen.

### ▶ Trennkost bei Rheuma

Der positive Effekt einer Trennkosternährung auf die Gelenke ist mittlerweile wissenschaftlich erwiesen, und zwar aufgrund folgender Erkenntnisse.

Menschliche Gewebe enthalten als Grundbaustein Fette, aus denen Arachidon- und Eicosapentaensäure entstehen. Diese wiederum können unter bestimmten Umständen entzündliche Prozesse verursachen.

Menschen, die sich rein vegetarisch ernähren, haben nachweislich weniger entzündungsfördernde Arachidonsäure in ihrem Blut als Menschen, die Fleisch essen.

Mehrfach ungesättigte Fettsäuren wie Linolsäure (z. B. in Leinöl) oder Omega-3-Fettsäuren (z. B. in bestimmten Tiefseefischen) bewirken eine Verminderung der entzündungsfördernden Arachidonsäurebildung.

Und: Vitamin C und Vitamin E hemmen Entzündungen, sie wirken antioxidativ und sind ein wichtiger Schutz beim Abbau schädlicher Sauerstoffverbindungen.

Also ist eine vegetarische Kost günstig, die reich an mehrfach ungesättigten Fettsäuren ist, die hoch dosiert die antioxidativ wirksamen Vitamine C und E sowie die Spurenelemente Selen, Zink und Magnesium enthält, da sie auf Entzündungsprozesse und damit auch auf rheumatische Entzündungsvorgänge im Körper einen bremsenden Effekt ausübt.

Diese Kriterien erfüllt Trennkost. Wenn Sie sich an die Trennkostregeln halten, d. h., viel Obst, Salat und Gemüse sowie zwei- bis dreimal pro Woche fetten Fisch (z. B. Lachs oder Thunfisch) essen und sonst bewusst auf tierisches Eiweiß verzichten, werden es Ihnen Ihre Gelenke danken.

### ▶ Checkliste – für den Gelenkschutz gelten einige einfache Regeln:

- Schwere Haushaltsarbeiten delegieren oder über den Tag und die ganze Woche verteilen.
- Schmerzen bei der Arbeit als Überlastungszeichen wahrnehmen und daraufhin pausieren. Das ist besser, als die Warnsignale mit Medikamenten zu stoppen.
- Bei den Arbeiten möglichst zwischen Gehen, Stehen und Sitzen abwechseln.
- Das für Sie richtige Maß zwischen Belastung und Ruhe finden, um Überlastungen und unnötige Schmerzen zu vermeiden. Eine Untätigkeit kann zu Kraftverlust, Abnahme der Gelenkbeweglichkeit und Unselbständigkeit führen.

# Weichteilrheuma (Fibromyalgie)

**Das Fibromyalgie-Syndrom, auch Weichteilrheuma genannt, ist eine chronische Erkrankung, die durch allgemeine Schmerzen der Muskulatur, des Bindegewebes und der Knochen gekennzeichnet ist.**

## ▶ Symptome

An Fibromyalgie erkrankte Menschen klagen über verschiedenartige Beschwerden:

- Schmerzen am ganzen Körper,
- vermehrte Muskelschmerzen bei körperlicher Betätigung,
- Müdigkeit und Schlappheit,
- Schwindelgefühle,
- Schlafstörungen,
- depressive Verstimmungen,
- Verdauungsbeschwerden,
- trockener Mund,
- Regelkrämpfe,
- Atem- und Herzbeschwerden.

## ▶ Diagnose

Kennzeichnend für das Fibromyalgie-Syndrom sind die sogenannten »tender points«, das sind druckempfindliche Punkte an verschiedenen Stellen des Körpers. Beim Fibromyalgie-Patienten müssen elf der insgesamt 18 Punkte druckschmerzhaft sein. Bei Laboruntersuchungen finden sich normalerweise außer Hinweisen auf eine gestörte Darmflora keine spezifischen Auffälligkeiten. Verschiedene Erkrankungen wie etwa Arthrose, Osteoporose, seelische Erkrankungen oder das chronische Müdigkeitssyndrom müssen ausgeschlossen werden.

## Was sind die Ursachen für Fibromyalgie?

Die genaue Ursache von Fibromyalgie ist bislang nicht bekannt, man vermutet jedoch, dass der Krankheit eine chronische Stresssituation zugrunde liegt. Weitere psychische Ursachen können ein Mangel an Zuwendung oder ein schweres Trauma in der Kindheit sein, das zu einer Erhöhung der Wachsamkeit und somit zu einer andauernden Stresssituation führte. Die durch chronische Schmerzen und Verspannungen erschöpften Patienten reagieren schon auf kleine Reize überschießend stark.

Fast alle Fibromyalgie-Patienten weisen Störfelder im Sinne der Neuraltherapie nach Huneke auf. Häufig sind der Zahn- und Kieferbereich, die Nasennebenhöhlen und der Genitalbereich krankheitsanfällig. Auch dies stellt für den Körper chronischen Stress dar.

Erfahrungsgemäß »funktionieren« die meisten der Fibromyalgie-Patienten lange Zeit im gesellschaftlichen Leben und leisten häufig überdurchschnittlich viel. Irgendwann kommt es jedoch zur Dekompensation. Wegen ihrer massiven Beschwerden suchen sie Hilfe bei verschiedenen Ärzten, häufig bringt auch ein sogenannter »Zweitschlag«, ein zweites Trauma, das System aus dem Gleichgewicht. Nicht selten sind auch Belastungen mit Amalgam oder durch verschiedene andere Zahnmaterialien über Jahre hinweg vorhanden, ebenso können Nahrungsmittelallergien oder -unverträglichkeiten sowie Umweltbelastungen die Entstehung von Fibromyalgie begünstigen.

### ▶ Therapeutische Maßnahmen
(Bitte sprechen Sie mit Ihrem Arzt!)

- Physikalische Therapie (Krankengymnastik, Massage)
- Psychotherapie
- Akupunktur
- Neuraltherapie nach Huneke
- homöopathische Präparate
- Leberwickel
- Heilfasten (unter ärztlicher Aufsicht)
- sanfte Umstellung auf Trennkost
- Medikamente in Rücksprache mit Ihrem Arzt (Schmerzmittel, Antidepressiva)
- Entgiften
- Entsäuern
- Entspannungsmethoden
- mikrobiologische Therapie (gesunde Darmflora aufbauen)
- viel Bewegung (z. B. Joggen, Nordic Walking)

### ▶ Trennkost bei Fibromyalgie

Stellen Sie Ihre Ernährung auf Trennkost um! Wenn Sie an Fibromyalgie leiden, braucht Ihr Körper viel Magnesium und Kalium, die besonders in Bananen reichlich enthalten sind. Achten Sie darauf, dass Ihre tägliche Nahrung einen hohen Anteil an Basenbildnern aufweist. Essen Sie zwei- bis

dreimal in der Woche Fisch; Fleisch, am besten nur helles Fleisch (z. B. Geflügel), sollte nur einmal pro Woche auf dem Speiseplan stehen. Leicht bekömmlich ist vor allem schonend gegartes Gemüse, das Sie besonders reichlich zu sich nehmen sollten. Bei Fibromyalgie empfiehlt sich außerdem die tägliche Einnahme von zwei Esslöffeln Leinöl, Keimlingen sowie eine halbe Handvoll Walnüsse.

Falls Sie zusätzlich zur Fibromyalgie an Übergewicht oder Diabetes leiden, sollten Sie die entsprechenden Empfehlungen für eine Trennkostdiät berücksichtigen.

### Meiden Sie allergieauslösende Nahrungsmittel

Bei vielen Fibromyalgie-Patienten besteht eine Reihe von unterschiedlich stark ausgeprägten verzögerten Nahrungsmittelallergien. Bei Hühnereiweiß, Milchprodukten oder Weizen, den häufigsten Allergenen, tritt beispielsweise häufig erst drei oder vier Tage nach dem Verzehr eine allergische Reaktion mit Gelenkschmerzen, unerklärlicher Müdigkeit oder Kopfschmerzen auf. Um herauszufinden, worauf Sie eventuell allergisch reagieren, ist es ratsam, ein Ernährungsprotokoll zu führen. Außerdem sollten Sie eine Blutabnahme für den Test auf Nahrungsmittelallergien durchführen lassen. Nahrungsmittelunverträglichkeiten können Sie alleine durch Ausprobieren (mithilfe eines Ernährungsprotokolls) herausfinden. Lebensmittel, auf die Sie stark allergisch reagieren, sollten Sie über längere Zeit, d. h. vier bis zwölf Monate lang, vermeiden. Bei einer schwach allergischen Reaktion sollten Sie zwei bis drei Monate auf das entsprechende Nahrungsmittel verzichten.

# *Trennkost* bei Fibromyalgie

**Aus der Praxis berichtet:** Anna B., eine 59 Jahre alte Patientin, leidet am ganzen Körper an Muskel-, Knochen- und Gelenkschmerzen, am schlimmsten sind die Beschwerden in den Schultern und Knien. Frau B. hat zahlreiche Krankheiten (z. B. eine Thrombose) und Operationen, u. a. die Entfernung der Gallenblase und eine Nabelbruchoperation, hinter sich, außerdem litt sie schon zweimal an einem Gehörsturz. Dauernde familiäre Konflikte belasten ihr Privatleben.

**Frau B. hat einen Body-Mass-Index von 36**, ist also fettsüchtig, außerdem wurden ein deutlich erhöhter Blutzucker- sowie Gesamtcholesterinwert bei ihr festgestellt. Besondere »Schwachstellen« sind bei ihr die Zähne und die Nebenhöhlen.

Auf ärztlichen Rat hin stellt sie ihre Ernährung auf fettarme Trennkost um und unterzieht sich einer ganzheitsmedizinischen Therapie: Sie erhält eine Neuraltherapie nach Huneke sowie eine mikrobiologische Therapie zum Aufbau einer gesunden Darmflora; die Elektroneuraltherapie nach Dr. Croon macht sie körperlich und seelisch belastbarer.

*Insgesamt reagieren Frauen besser als Männer auf die ganzheitliche Therapie. Im Durchschnitt ist in der Klinik bei 70 Prozent der Fibromyalgie-Patienten durch ganzheitsmedizinische Therapie eine Schmerzlinderung um 60 bis 80 Prozent erreicht.*

Zur Entsäuerung nimmt Frau B. ein Basenpräparat ein. Massagen und Krankengymnastik lockern ihre Verspannungen und verbessern die Gelenkbeweglichkeit. Zusätzlich bekommt Frau B. Selen, Zink und Vitamin C verschrieben.

**Nach knapp vier Wochen** hat Anna B. über acht Kilogramm abgenommen, die Muskelschmerzen haben stark nachgelassen, ebenso die Schmerzen in Knien und Schultern. Frau B. kann mittlerweile fast beschwerdefrei gehen, sie hat deutlich weniger Schlafstörungen, und ihre Belastbarkeit hat insgesamt um 80 bis 90 Prozent zugenommen.

# Allergien

**Allergien sind Ausdruck eines überlasteten oder geschwächten Immunsystems, das auf normale Reize (z. B. Lebensmittel, Pollen, Tierhaare) überschießend, nämlich allergisch reagiert. Allergien haben im Laufe der letzten Jahrzehnte stetig zugenommen.**

## ▶ Symptome

Die Betroffenen klagen über:

- Hautquaddeln,
- allergisches Kontaktekzem,
- Heuschnupfen (Schnupfen, Heiserkeit, tränende Augen),
- Bindehautreizung,
- allergisches Asthma,
- Juckreiz,
- Neurodermitis,
- Magen-Darm-Beschwerden,
- Störungen des Herz-Kreislaufsystems (bis hin zum allergischen Schock),
- Erschöpfung,
- Depressionen,
- Gelenk- und Muskelbeschwerden,
- Kopfschmerzen.

## Häufige Ursachen von Allergien: schädliche Umwelteinflüsse

Vielfältige Ursachen können zu einer allergischen Reaktion führen: qualitativ schlechte Ernährung bzw. Mangelernährung, Schwermetallbelastungen, eine Störung der Entgiftungsfunktionen des Organismus wie z. B. chronische Verstopfungen. Ungünstige Erbanlagen, schädliche Umwelteinflüsse wie z. B. Lärm und Abgase oder eine ungesunde Lebensweise können ebenso Allergien hervorrufen wie Stress, Ängste, Reizüberflutung oder krank machende Beziehungen.

Dauernder Zeitdruck, Überforderung, Mangel an Selbstvertrauen – all dies kann dazu führen, dass irgendwann der Punkt erreicht ist, wo die Waage zuungunsten des Patienten ausschlägt: Die belastenden Faktoren überwiegen die positiven Abwehrmechanismen des Körpers – Allergiesymptome treten auf.

### Die häufigsten Allergieauslöser sind:

- Hausstaub/Hausstaubmilben, Blütenpollen von Gräsern, Bäumen, Sträuchern; Federn und Haare, z. T. auch Ausscheidungen von Haustieren,
- zahlreiche Nahrungsmittel, besonders Milch- und Milchprodukte, Eier, Getreideprodukte, aber auch Nüsse, Meerestiere, bestimmte Früchte,
- Rückstände in der Nahrung von Konservierungs- und Aromastoffen, Spritz- und Arzneimittelrückstände und andere chemische Zusätze,
- Bekleidung (teils natürliche, teils synthetische Materialien),
- Schimmelpilze, die überall – z. B. in der Wohnung, in der Natur – vorkommen,
- Arzneimittel und Kosmetika,
- verschiedene Metalle, besonders Nickel und Chrom,
- Reinigungs-, Wasch-, Spülmittel, Farbstoffe, Wachse.

Dies ist nur eine kleine Auswahl häufiger Allergene, bei entsprechender Überempfindlichkeit können Menschen auf viele weitere Auslöser allergisch reagieren.

## ▶ Diagnose

Bei Sofortreaktionen durch vermehrte Ausschüttung des Antikörpers Immunglobulin E (IgE) ist die Diagnose Allergie offensichtlich. Wenn jedoch verzögerte Nahrungsmittelallergien bestehen, kann es hilfreich sein, wenn Sie ein Ernährungstagebuch führen. Eine sogenannte »Rotations- oder Eliminationsdiät«, d. h. das gezielte Essen von gut verträglichen Lebensmitteln bzw. das stufenweise Auslassen vermutlich allergieerzeugender Lebensmittel, ist ein weiteres Hilfsmittel zur Diagnose.

Weitere Diagnosemöglichkeiten sind Hauttests, gezielte Tests beim Lungenarzt sowie Labortests mithilfe einer Blutuntersuchung, wobei getestet wird, ob auf bestimmte Allergieauslöser Reaktionen auftreten. Bei oralen Provokationstests wird die verdächtige Substanz unter ärztlicher Aufsicht eingenommen bzw. gegessen.

Es gibt eine Reihe unterschiedlicher Allergien: Sofortreaktionen, verzögerte Allergien oder Unverträglichkeiten (bei denen die Diagnostik kein pathologisches Ergebnis erbringt, wohl aber die Patienten unter Beschwerden durch bestimmte Allergene leiden). Die schulmedizinischen Allergietests sollten durch Tests aus dem naturheilkundlichen Bereich und kinesiologische Untersuchungen ergänzt werden.

## ▶ Therapeutische Maßnahmen
### (Bitte sprechen Sie mit Ihrem Arzt!)

- vorbeugend: Vermeidung des Kontakts mit Allergenen
- Physiotherapie (Atemtherapie, Balneotherapie, Klimatherapie)
- homöopathische Mittel
- Neuraltherapie, Störfeldtherapie
- orthomolekulare Präparate
- mikrobiologische Therapie (gesunde Darmflora aufbauen)
- Entgiften
- Entsäuern
- Akupunktur
- Ernährungstherapie (Umstellung auf: Trennkost, Rotationsdiät, Heilfasten)
- Medikamente
- bei allergischem Schock: Notfallbehandlung

INFO

**Allergische Reaktionen** erfordern eine ganzheitliche Behandlung, die nicht nur die Symptome unterdrückt.

## Wie Sie das Allergierisiko für Ihr Kind senken können

Durch Stillen über zumindest sechs Monate können Sie als Mutter das Allergierisiko Ihres Kindes deutlich senken – das ist wissenschaftlich bewiesen. Bei überstarker Hygiene treten gehäuft Allergien auf, dafür ist wahrscheinlich ein gewisser Trainingsmangel des Immunsystems verantwortlich. Lassen Sie Ihre Kinder guten Gewissens draußen (auch einmal im Dreck) spielen und viel Kontakt mit anderen Kindern haben: Wenn sie sich bei anderen anstecken und eine Reihe von Infekten durchmachen, schützt sie das, wie zwischenzeitlich in wissenschaftlichen Studien bewiesen worden ist, später vor Allergien.

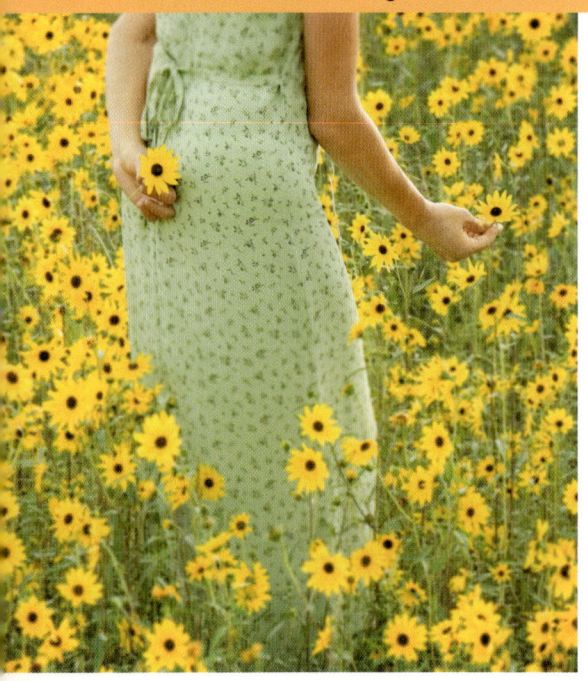

*Blütenpollen gehören mit zu den häufigsten Allergieauslösern.*

### ▶ Trennkost für Allergiker

Zahlreiche wissenschaftliche Untersuchungen belegen die Wirkung von Nahrungsmitteln auf das Immunsystem – im positiven wie im negativen Sinne.

Als Allergiker sollten Sie Ihre Ernährung auf Haysche Trennkost umstellen und sich an den entsprechenden Richtlinien (siehe Seite 20) orientieren. Wichtig ist vor allem, dass Sie unverträgliche beziehungsweise allergieauslösende Lebensmittel meiden! Sehr stark allergieauslösende Lebensmittel sind sechs bis zwölf Monate wegzulassen, mittelstarke Allergieauslöser sollten zwei bis drei Monate gemieden werden, schwach allergieauslösende Lebensmittel können im Sinne einer Rotationsdiät alle fünf Tage einmal gegessen werden, danach sollten Sie vier Tage Pause einlegen, bevor Sie sie wieder zu sich nehmen.

Durch das Prinzip der Trennkost wird der Körper insgesamt entlastet, das Immunsystem kann sich erholen und durch die ganzheitliche Therapie wieder zu einer normalen Funktion zurückgeführt werden.

### ▶ Checkliste – was Sie sonst noch tun können, um Allergien zu vermeiden:

- Bei der Einrichtung stark behandelte Materialien vermeiden.
- Kleidung, die Sie auf der Haut tragen, sollte aus Naturstoffen sein (Baumwolle, Leinen, Naturseide).
- Die Oberbekleidung sollte luftdurchlässig sein und aus gut verträglichem Material bestehen.
- Körperpflegemittel und Kosmetika sollten ohne Zusatzstoffe sein.
- Falls Sie Pollenallergiker sind: Bestimmen Sie ggf. mithilfe eines Pollenflugkalenders Ihre Risikozeit, und berücksichtigen Sie diese bei der Freizeitgestaltung.
- Während der Blütezeit die Wohnung immer nur morgens lüften, solange der Tau die Pollen noch festhält.

**INFO**

Im Rahmen der Umstellung auf Trennkost kann auch eine vorher eingelegte Frischkostphase oder ggf. Heilfasten zu einer Besserung der Allergie(n) führen.

# Erschöpfung und Burn-out-Syndrom

**Anhaltender Stress in unserer modernen Leistungsgesellschaft führt dazu, dass immer mehr Menschen mit physischen und psychischen Beschwerden auf den äußeren Druck reagieren – sie sind chronisch erschöpft und ausgebrannt.**

## ▶ Symptome

Sollten Sie ständig unter mehreren dieser Erschöpfungsanzeichen leiden, sollten Sie einen Arzt aufsuchen:

- Sie sind ständig nervös und gereizt.
- Sie fühlen sich überfordert, möchten einfach nur Ihre Ruhe haben.
- Sie leiden unter häufigen Infekten, außerdem haben Sie, häufige Rücken- oder Nackenschmerzen.
- Sie leiden unter Wetterfühligkeit, Hitzewallungen, Verdauungs- und Schlafproblemen.
- Sie sind meist müde und niedergeschlagen.
- Sie machen sich übermäßige Sorgen.
- Sie erleben Ihren Job nur noch als Routine.
- Sie haben häufig Kopfschmerzen oder Herzbeschwerden.

## ▶ Diagnose

Durch sorgfältiges Befragen und körperliche Untersuchung von Kopf bis Fuß wird Ihr Arzt gezielt die Ursachen abklären und diverse Laboruntersuchungen, Ultraschalluntersuchungen, ggf. Spiegelungen, EKG und Lungenfunktionsuntersuchungen durchführen, um eventuelle organische Ursachen zu ermitteln bzw. mit Sicherheit auszuschließen. Ggf. wird Ihr Arzt auch eine naturheilkundliche Diagnose erstellen. Besonders bewährt hat sich bei Erschöpfungssymptomen die Elektroneuraldiagnostik nach Dr. Croon, bei der an über 200 Akupunkturpunkten am Körper Schwachstellen unter elektrophysikalischem Aspekt und damit insgesamt das Energieniveau gemessen werden.

INFO

**Erschöpfung und ihre Ursachen**
Lassen Sie von Ihrem Arzt zunächst abklären, ob eine organische Erkrankung die Ursache für Ihre Erschöpfung ist. Auch psychische Erkrankungen, Medikamentenmissbrauch, Vitaminmangelzustände oder auch chronische Vergiftungen können zu Erschöpfungszuständen führen.

## Wie kommt es zu einem Burn-out-Syndrom?

Oft sind zuvor sehr engagierte Menschen, häufig in sozialen Berufen, irgendwann ausgebrannt. Frauen mit der Doppel- oder Dreifachbelastung von Beruf, Kindern und Haushalt leiden verstärkt unter chronischer Erschöpfung, ebenso Menschen, die eine Tendenz zum Perfektionismus haben, also sehr gewissenhaft sind. Irgendwann können sie ihren eigenen Ansprüchen nicht mehr genügen und werden erschöpft oder depressiv verstimmt.

## Wenn die Belastung zu groß wird

Burn-out kann auch die Konsequenz daraus sein, dass gute Leute unter schlechten Bedingungen arbeiten müssen oder eine Anerkennung ausbleibt. Hiervon sind häufig auch jüngere Menschen betroffen.

Äußere Belastungsfaktoren sind beispielsweise Zeitdruck, starke Arbeitsbelastung, Reizüberflutung (z. B. Lärm), Konflikte, verletzende Ereignisse, toxische (giftige) Substanzen, Infektionen, Strahlungen, Elektrosmog, nährstoffarme Kost (z. B. Fast Food), Mangel an Bewegung, Sonnenlicht, frischer Luft und Wasser.

Endogene, d. h. von innen kommende Belastungsfaktoren sind Ängste, Frustrationen, Schmerz, Einsamkeit, allgemeine innerseelische Konflikte, fehlender Lebenssinn, eine Störung des gesunden Biorhythmus, aber auch körperliche Erkrankungen und Beschwerden wie Entzündungen, Krebs, Autoimmunerkrankungen oder oxidativer Zellstress.

Als sogenannte »kollektive Stressoren« bezeichnet man Arbeitslosigkeit, Armut und Geldmangel.

Versuchen Sie negative Belastungen zu reduzieren und Ihre positiven inneren Energien wiederzuerlangen!

### INFO

Von innen kommende Belastungsfaktoren hängen häufig davon ab, wie wir selbst die Situation beurteilen: Nicht die Situation selbst macht uns den Stress, sondern unsere Bewertung.

## ▶ Therapeutische Maßnahmen
(Bitte sprechen Sie mit Ihrem Arzt!)

- Entgiften
- Entsäuern
- Psychotherapie
- physikalische Therapie (Krankengymnastik, Massagen)
- viel Bewegung (z. B. Nordic Walking, Joggen, Radfahren)
- homöopathische Präparate
- Neuraltherapie
- Akupunktur
- Phyto- und Orthomolekularpräparate
- Thymustherapie
- Ozontherapie
- Medikamente
- Stressabbau/Entspannungsmethoden (z. B. autogenes Training oder Yoga)
- Elektroneuraltherapie nach Dr. Croon zum »Aufladen der Batterie«
- mikrobiologische Therapie
- sanfte Umstellung auf Trennkost

## ▶ Trennkost bei chronischer Erschöpfung

Stellen Sie Ihre Ernährung auf Trennkost um; essen Sie regelmäßig, jedoch nicht zu viel, um Ihren Organismus nicht zusätzlich zu belasten. Vermeiden Sie, soweit bekannt, allergieauslösende Nahrungsmittel.

Wenn Sie unter Erschöpfung leiden, ist es wichtig, dass Sie wertvolle Nahrung zu sich nehmen, am besten angereichert durch Sprossen bzw. Keimlinge, die die geballte Energie der Natur für das Wachstum der Pflanzen enthalten – Vitamine, Mineralstoffe, Spurenelemente und Aminosäuren, die uns helfen, unsere »Batterien« wieder aufzuladen.

## Keimlinge – geballte Pflanzenenergie

Adzukibohnen-Keimlinge können nach drei bis fünf Tagen gegessen werden, Alfalfasprossen sollten vier bis fünf Tage im Dunkeln stehen und danach zwei bis vier im Hellen, bis sie grün geworden sind. Kichererbsen werden nach zwei bis vier Tagen gegessen, wenn die Keime etwa zwei Zentimeter lang sind. Gegebenenfalls Schalen vor dem Verzehr entfernen. Linsenkeimlinge werden nach drei bis vier Tagen gegessen, wenn die Keime ein bis zwei Zentimeter lang sind. Grüne Bohnen werden nach zwei bis vier Tagen gegessen, wenn die Keime zwei bis vier Zentimeter lang sind. Nach mehr als vier Tagen entwickeln diese Sprossen einen etwas bitteren Nebengeschmack. Sonnenblumenkerne werden schon nach vier Stunden des Einweichens in reichlich Wasser gegessen. Weizenkeimlinge werden bereits nach zwei bis vier Tagen gegessen, wenn die Keime nur wenige Millimeter lang sind.

Keimlinge sind eine schmackhafte Bereicherung für jeden Salat, schmecken aber auch bestens auf einem Vollkornbrot mit Butter, Avocado oder Quark.

## So könnte ein Tag mit Trennkost aussehen:

**Morgens:** Einen frisch zubereiteten Obstsalat mit Naturjoghurt oder Quark anmischen, einen Esslöffel Leinöl, eine halbe Handvoll Sprossen und ein paar Nüsse hinzufügen, eventuell mit einem Teelöffel Honig süßen.

Als **Zwischenmahlzeit** gibt es am späten Vormittag eine Scheibe Dinkel- oder Hafervollkornbrot mit Butter oder Avocado, dazu einen Malzkaffee.

**Mittags:** Als Vorspeise essen Sie eine Portion gemischten Salat, anschließend eine Tasse Ingwer-Möhren-Suppe, wodurch die Durchblutung der Verdauungsorgane verbessert wird. Als Hauptspeise bereiten Sie Gemüse »al dente«, d. h., nur leicht gegart, zu, dazu ein individuell gewürztes Stück Fischfilet.

Der **Nachmittagssnack** besteht aus einer Biobanane mit ein paar Walnüssen, dazu trinken Sie ein Glas Buttermilch.

**Den abendlichen Abschluss** bildet ein leckerer Gemüsereis mit Pinienkernen, Möhren, Selleriewürfeln und Kichererbsenkeimlingen.

---

**INFO**

**Wie funktioniert das Keimen von Getreide?**

1. Ein bis drei Esslöffel biologisch angebaute Körner in ein Glas füllen und mit Wasser bedecken.
2. Eine Nacht einweichen, dann über das Glas ein Stück Mull mit einem Gummiband spannen.
3. Das Einweichwasser abgießen und die Körner unter dem Wasserhahn kräftig spülen.
4. Das Glas mit der Öffnung nach unten 45° schräg auf ein Tropfbrett stellen, anschließend mit einem Tuch bedecken, damit die Körner lichtgeschützt sind.
5. Zweimal pro Tag spülen.

Schon nach wenigen Tagen können die Keimlinge gegessen werden.

▸ **Checkliste – so regenerieren Sie bei Erschöpfungszuständen Ihre mentalen Kräfte:**

■ Versuchen Sie Stress abzubauen. Setzen Sie Prioritäten: Was ist Ihnen wichtig? Was möchten Sie verändern?

■ Versuchen Sie loszulassen, was Sie zu sehr belastet.

■ Delegieren Sie Aufgaben, die Sie abgeben können.

■ Suchen Sie täglich Inseln der Ruhe, bauen Sie Entspannungsübungen in den Alltag ein, auch und vor allem in Zeiten erhöhter Belastung.

■ Beugen Sie vor: Wie können Sie Belastungen vermeiden? Planen Sie rechtzeitig, gehen Sie wichtige Vorhaben zuerst an.

■ Bereiten Sie sich auf anstrengende Situationen oder Menschen mental und schriftlich vor.

■ Versuchen Sie im Augenblick zu leben, lassen Sie Belastendes aus der Vergangenheit ruhen und sorgen Sie sich nicht über Zukünftiges – häufig treten befürchtete Ereignisse gar nicht ein.

■ Nehmen Sie in Angriff, was an Konflikten und Aufgaben zum jetzigen Zeitpunkt tatsächlich anliegt.

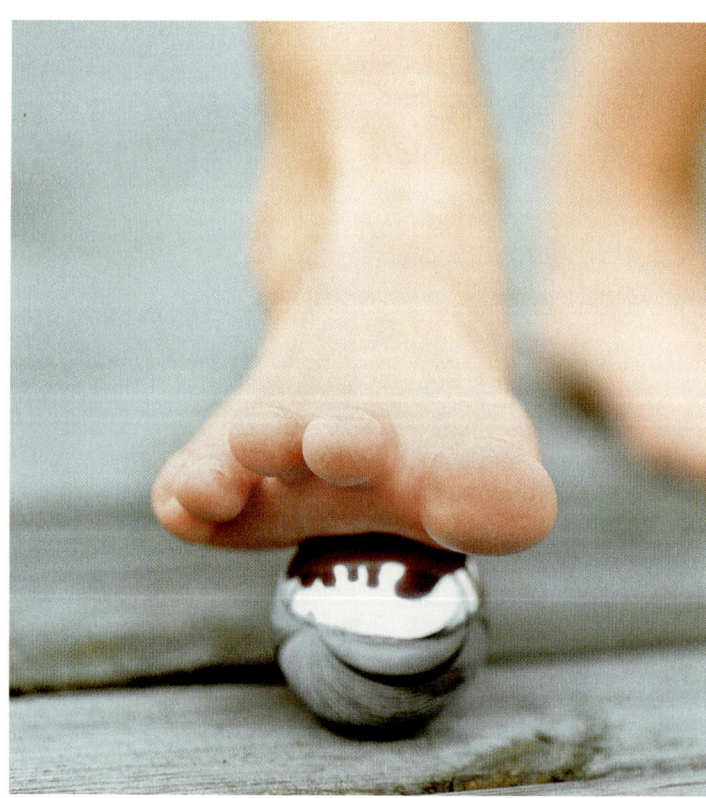

*Finden Sie heraus, welche Entspannungsmethoden Ihnen besonders guttun.*

# Wechseljahresbeschwerden

**Die Wechseljahre sind keine Krankheit! Sie signalisieren vielmehr einen physiologischen Übergang von einer Lebensphase in die andere. Bei den meisten Frauen setzen sie ungefähr zwischen dem 45. und 55. Lebensjahr ein – wenn sich die Phase des Kinderbekommens und -aufziehens dem Ende zuneigt. Die Regelblutung wird unregelmäßig und bleibt als Folge einer abnehmenden körpereigenen Hormonproduktion schließlich ganz aus.**

Wenn in den Wechseljahren nach einer längeren Phase ohne Regelblutungen wieder eine Blutung auftritt, ist eine frauenärztliche Abklärung dringend notwendig.

## ▶ Symptome

Häufig beklagte Beschwerden in den Wechseljahren sind Hitzewallungen (vor allem nachts), Schweißausbrüche, Schlafstörungen und Herzjagen. Manche Frauen klagen über Müdigkeit, allgemeine Schwächezustände, Schwindelgefühle, migräneartige Kopfschmerzen und Stimmungslabilität bis hin zu Depressionen. Auch Harnwegsbeschwerden, Gelenk- und Rückenschmerzen treten auf, bisweilen lässt die Merkfähigkeit nach, die sexuelle Lust nimmt ab; vielen Frauen machen eine Gewichtszunahme, zunehmend trockene Haut bzw. Schleimhäute sowie verstärkter Haarausfall zu schaffen. Nach dem Ausbleiben der Regelblutung tritt im Lauf der Folgejahre nicht selten eine Anzahl von Erkrankungen auf: Osteoporose, vermehrte Fettstoffwechsel- und Herz-Kreislauf-Störungen, Arteriosklerose, Übergewicht.

## ▶ Diagnose

Tritt zumindest ein Teil der links geschilderten Beschwerden auf, wird Ihr Arzt bestätigen, dass Sie sich in den Wechseljahren befinden. Neben der körperlichen Untersuchung wird er außerdem eine laborchemische Hormonbestimmung im Blut vornehmen.

## ▶ Therapeutische Maßnahmen
(Bitte sprechen Sie mit Ihrem Arzt!)

- Hormonersatztherapie (wird aufgrund erhöhten Risikos für Brustkrebs, Herzinfarkt und Schlaganfälle heute seltener verordnet)
- Medikamente (z. B. Schlaf-, Schmerzmittel, in Absprache mit Ihrem Arzt)
- natürliche Hormonersatztherapie nach Dr. Rimkus
- homöopathische Mittel
- Neuraltherapie nach Huneke
- orthomolekulare Präparate
- Phytotherapie (z. B. Phytoöstrogene)
- Entgiften
- Entsäuern
- sanfte Umstellung auf Trennkost

- physikalische Therapie (Krankengymnastik, Massage, Balneo- oder Hydrotherapie)
- Psychotherapie
- Entspannungsverfahren (z. B. Progressive Muskelentspannung nach Jacobson, autogenes Training)
- Akupunktur
- viel Bewegung (z. B. Nordic Walking, Gymnastik, Radfahren)
- Ernährungstherapie (Trennkost)

## Nutzen Sie die Wechseljahre zur Neuorientierung!

Der Auszug der Kinder, der Verlust an Attraktivität oder erste Altersgebrechen können in diesen Jahren zu einem Mangel an Selbstwertgefühl oder allgemein zu verschiedenen psychosomatischen Beschwerden führen.

Andererseits gibt es auch Frauen, die die Wechseljahre weitgehend ohne Beschwerden durchlaufen und den Veränderungen positive Aspekte abgewinnen können: Von den Mutterpflichten entlastet, können sie sich daher, ob beruflich oder privat, ungehinderter entfalten, fühlen sich selbstbewusster und freier, nicht zuletzt durch das Ausbleiben der Regel.

Versuchen auch Sie den neuen Lebensabschnitt als Chance zur Neuorientierung zu sehen! Nehmen Sie sich Zeit, kümmern Sie sich mehr um sich – um Ihre Gesundheit und Ihr seelisches Wohlbefinden.

## ▶ Trennkost bei Wechseljahresbeschwerden

In den Wechseljahren verändert sich der Stoffwechsel, was bei vielen Frauen zu einer Gewichtszunahme bei gleichbleibender Kalorienzahl führt. Stellen Sie daher Ihre Ernährung auf eher fettarme Trennkost um, und achten Sie dabei auf einen hohen Anteil an Gemüse, Salaten und frischem Obst, die alle reich an wertvollen bioaktiven Substanzen sind. Ergänzen Sie Ihren täglichen Speiseplan durch Sojaprodukte (besonders wertvoll: Sojasprossen), die durch ihren natürlichen Gehalt an Phytoöstrogenen Ihrem Hormonhaushalt auf sanfte Weise zugutekommen.

Sorgen Sie für mehr »innere Wärme« durch die gezielte Zugabe von Gewürzen wie z. B. Ingwer, schwarzem Pfeffer oder Curry, das auch Kurkuma enthält.

Bei nachlassender Verdauungskraft ist es eventuell sinnvoll, die Menge an Rohkost und Vollkornprodukten zu reduzieren und den Anteil an bekömmlichem gedünstetem Gemüse zu erhöhen.

Achten Sie außerdem auf eine ausreichende Flüssigkeitszufuhr, da das Durstempfinden mit zunehmendem Alter nachlässt.

Bei Begleiterkrankungen wie Übergewicht, Bluthochdruck, Rücken- oder Gelenkschmerzen beachten Sie bitte die Ernährungsempfehlungen auf den Seiten 35 f., 45 f. und 55.

# Krebs

**Krebserkrankungen und deren Folgen sind – nach den Herz-Kreislauf-Erkrankungen – die zweithäufigste Todesursache für Mitteleuropäer.**
**Etwa 25 Prozent aller Todesfälle sind auf bösartige Tumorerkrankungen zurückzuführen, etwa jeder Dritte erkrankt im Lauf seines Lebens daran.**

## ▶ Symptome

Allgemeine Krankheitsanzeichen, die auf eine bösartige Krebserkrankung hinweisen können:

- Appetitlosigkeit, ungewollte Gewichtsabnahme,
- Geschmacksstörungen,
- Schwäche, verstärkte Müdigkeit,
- Schweißneigung, Fieber,
- unerklärliche Schmerzen, auch Knochenschmerzen,
- Juckreiz,
- Blutbildveränderungen (besonders Anämie).

Bitte beachten Sie: Die genannten Symptome sind nicht beschränkt auf die Krebserkrankungen, es können auch andere Krankheiten dahinterstecken! Dies ist durch gründliche Befragung und Untersuchung durch Ihren Hausarzt abzuklären.

Spezielle bzw. deutlichere Symptome, die Ausdruck einer dahinterstehenden Krebserkrankung sein können, sind:

- Erbrechen,
- Schluckbeschwerden,
- völlig verändertes Stuhlverhalten,
- Husten oder anhaltende Heiserkeit,
- Blutabsonderungen (z. B. Bluthusten, Blut im Stuhl oder Urin),
- plötzliche Konturveränderung der Brust, Ekzem um die Brustwarze herum,
- »Knoten« bzw. Schwellung vom Knochen und/oder Weichteilen,
- vergrößerte oder verbackene Lymphknoten,
- auffällige Veränderungen der Muttermale und Warzen,
- schlecht heilende Wunden,
- neurologische Ausfälle, wie z. B. Lähmungen,
- schmerzlose Gelbsucht.

Auch hier gilt: All diese Symptome müssen nicht Ausdruck einer Krebserkrankung sein. Auch andere Erkrankungen können die geschilderten Auffälligkeiten verursachen.

INFO

**Krebs ist ein Sammelbegriff** für bösartige Neubildungen von Körperzellen, die unkontrolliert weiterwachsen und gesundes Gewebe verdrängen können.

## ▶ Diagnose

Zunächst erfolgt eine gründliche Befragung und Untersuchung durch Ihren Arzt. Von wesentlicher Bedeutung für die Tumordiagnostik sind Labordiagnostik, Röntgendiagnostik inklusive Computertomografie, Kernspintomografie, die Ultraschalldiagnostik und die Endoskopie (die Untersuchung durch Spiegelung). Die meisten endoskopischen Verfahren wie zum Beispiel Magen- und Darmspiegelung erlauben gleichzeitig das Gewinnen einer gezielten Biopsie (Gewebeprobe) zur mikroskopischen Sicherung oder zum Ausschluss einer Tumordiagnose.

## ▶ Therapeutische Maßnahmen

**Schulmedizinische Therapie**
(Bitte sprechen Sie mit Ihrem Arzt!)
- Operation
- Strahlentherapie
- Chemotherapie
- antihormonelle Therapie

**Biologische Tumortherapie**
(Bitte sprechen Sie mit Ihrem Arzt!)
- mikrobiologische Therapie
- Neuraltherapie nach Huneke
- homöopathische Präparate
- phyto- und orthomolekulare Präparate
- Sauerstofftherapie
- Hyperthermie (Überwärmungstherapie)
- Elektroneuraltherapie nach Dr. Croon zum »Aufladen der Batterie«
- Entgiftung
- Entsäuerung
- Misteltherapie
- Enzymtherapie
- Gesprächstherapie, Psychotherapie, Selbsthilfegruppen
- Entspannungsmethoden

- körperliches Training (z. B. Nordic Walking, Radfahren, Tai-Chi)
- sanfte Umstellung auf Trennkost (in Verbindung mit Öl-Eiweiß-Kost nach Dr. Budwig)

## ▶ Trennkost bei Krebserkrankungen

Eine gesunde Ernährung soll den Stoffwechsel verbessern, die Immunabwehr stärken und damit Körper und Seele guttun.
Um eine gute Sauerstoffversorgung zu gewährleisten und Ihren Organismus gleichzeitig zu entlasten, sollten Sie Ihre Ernährung auf eine vollwertige, vegetarische Haysche Trennkost umstellen, denn diese ist reich an Basenbildnern und sogenannten bioaktiven Substanzen (siehe Kasten).
Außerdem ist Trennkost ballaststoffreich und enthält einen hohen Anteil an Radikalfängern, den sogenannten antioxidativen Nährstoffen, besonders Vitamin A, C, E und Selen.

### Essen Sie viel Obst und Gemüse!

In akuten Krankheitsphasen sollten Sie sich an die Diätempfehlungen des behandelnden Arztes halten. Grundsätzlich kann man sagen: Die Ernährung sollte zur Hälfte aus Frischkost oder nur leicht gedünstetem Gemüse bestehen.
Vermeiden Sie angeschimmelte oder auf dem Grill angebrannte Nahrungsmittel, denn diese enthalten fast immer krebsauslösende Substanzen. Omega-3-Fettsäuren, die besonders reich in Leinsamen und Leinöl, fetten Kaltwasserfischen, Weizenkeimen, Walnüssen und Rapsöl enthalten sind, beeinflussen Tumorerkrankungen in günstiger Weise.

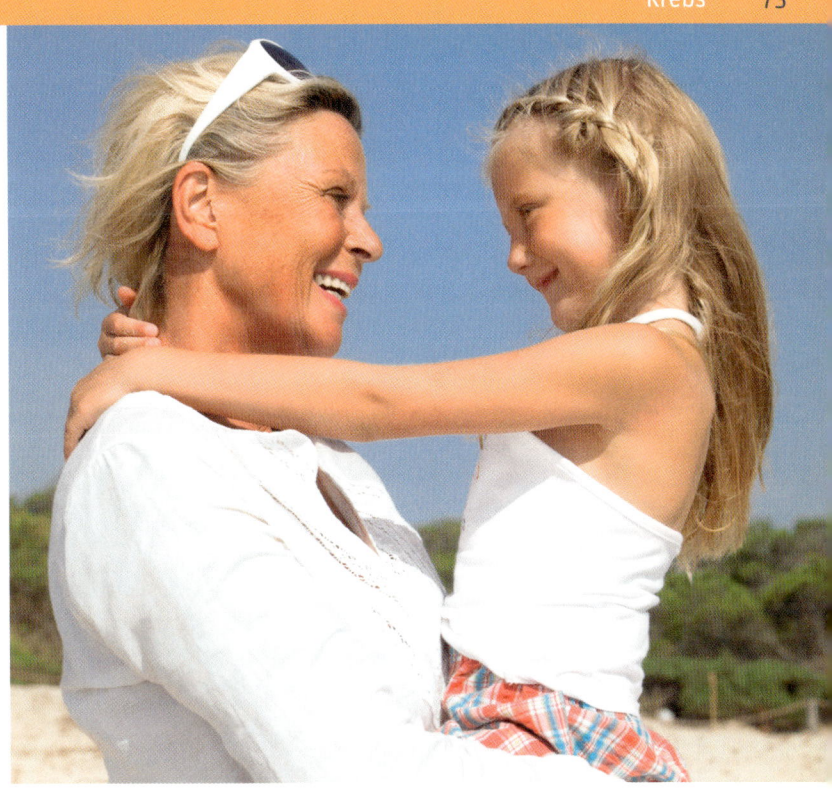

*Liebe heilt! Verbringen Sie viel Zeit mit Menschen, die Ihnen nahestehen.*

## Bunt ist gesund!

Die gegen Krebs wirkenden antikarzinogenen Wirkstoffe, die Bioflavonoide, sind in den gelben, tiefblauen und roten Obst- und Gemüsesorten enthalten (z. B. in Heidelbeeren, roten Trauben, roter und gelber Paprika, Gurken und Tomaten).

## Die ideale Ergänzung zur Trennkost: Öl-Eiweiß-Kost

Vegetarische Trennkost sollte bei einer Krebserkrankung mit der Öl-Eiweiß-Kost nach Frau Dr. Johanna Budwig kombiniert werden. Frau Dr. Budwig empfiehlt in der nach ihr benannten Diät vor allem den Verzehr von Leinsamen, Leinöl, Quark, Joghurt und Hüttenkäse.

In ihren Untersuchungen fand die Wissenschaftlerin heraus, dass ungesättigte Fettsäuren wie Linolsäure und Linolensäure (vor allem in Leinsamenöl zu finden) helfen, die Energiegewinnung der Krebszelle von anaeroben (sauerstofffreien) in aerobe (mit Sauerstoff) umzuschalten. So kann sich eine Krebszelle in eine normale, gesun-

### TIPP

Falls Sie, krankheitsbedingt, Schwierigkeiten haben, feste Nahrung aufzunehmen, können Sie Salat und Gemüse auch püriert zu sich nehmen.

de Körperzelle rückumwandeln! Die in Milchprodukten vorkommenden schwefelhaltigen Aminosäuren wiederum sorgen dafür, dass diese Fettsäuren besser löslich und resorbierbar sind.

### Vermeiden Sie Transfette!

Verhängnisvollerweise nehmen wir häufig Fettsäuren in einer für den Körper ungesunden Form zu uns. Durch die Haltbarmachung und Härtung von Ölen in Nahrungsmitteln entstehen sogenannte Transfettsäuren, die vom Körper nicht mehr nutzbringend verwertet werden können. Diese Transfette sind vor allem in industriell verarbeiteten Waren wie Margarine, Tiefkühlkost, Süßigkeiten oder Fertigsoßen enthalten. Sie blockieren die Zellatmung und sind deshalb, wo möglich, zu vermeiden.

### INFO

**Frühstücksmüsli nach Frau Dr. Budwig:**
Geben Sie zwei Esslöffel Linomel (ein Leinsaat-Honig-Granulat) oder frisch gemahlenen Leinsamen in ein Schälchen, bedecken Sie dies mit frischem Obst, je nach Jahreszeit, vermischen Sie anschließend 100 bis 125 Gramm Quark mit 3 Esslöffeln Leinöl, und fügen Sie es dem Obstgemisch hinzu. Zuletzt kommen noch 2 Esslöffel Milch sowie 1 Esslöffel Honig hinzu. Um den Geschmack zu variieren, können Sie das Müsli auch mit Sanddornsaft, gemahlenen Nüssen oder Hagebuttenmousse zubereiten.

### ▶ Checkliste – was Sie bei einer Krebserkrankung allgemein beherzigen sollten:

- Richten Sie Ihren Blick auf sinngebende Ziele in der Zukunft.
- Stärken Sie konsequent das Immunsystem durch gesunde Ernährung und viel Bewegung an der frischen Luft.
- Tägliches Training tut gut! Wählen Sie eine Sportart, bei der große Muskelgruppen betätigt werden, etwa Walken, Nordic Walking oder Radfahren.
- Sorgen Sie für einen gesunden Stoffwechsel.
- Vermeiden Sie Nikotin, Alkohol und entwertete Nahrungsmittel!
- Denken Sie positiv!
- Vermeiden Sie, wenn möglich, seelische Dauerbelastungen.
- Entspannung und innere Harmonie sind jetzt ganz wichtig. Hier bietet sich etwa eine Gesprächstherapie an, oder Meditation, aber auch kreative Therapien wie Malen, Plastizieren oder Techniken wie Tai-Chi oder Qigong.
- Tun Sie möglichst viel, was Ihnen Freude macht! Verbringen Sie mehr Zeit mit Menschen, die Ihnen nahestehen und die Ihnen guttun.
- Suchen Sie einen in der biologischen Tumortherapie erfahrenen, kompetenten Arzt, der sich Zeit für Sie nimmt und bei dem Sie sich auch menschlich aufgehoben fühlen.
- Nehmen Sie, wenn es Ihnen liegt, Kontakt zu Selbsthilfegruppen auf.
- Biologische Tumortherapie und schulmedizinische Krebstherapie sollten sich sinnvoll ergänzen!

# Reizmagen und Reizdarm

Rund die Hälfte der Patienten, die einen Arzt wegen Magen-Darm-Beschwerden aufsuchen, sind organisch gesund, d. h., eine objektiv messbare körperliche Ursache für ihre Beschwerden kann nicht gefunden werden. Dennoch ist die Befindlichkeit dieser Patienten erheblich beeinträchtigt. Bei Reizmagen und Reizdarm sind Naturheilverfahren besonders hilfreich: Der Mensch wird ganzheitlich als Körper-Seele-Geist-Einheit in all seinen Lebensäußerungen, wozu auch die Krankheit gehört, liebevoll angenommen und entsprechend behandelt.

## ▶ Symptome

Ein Reizmagen bzw. -darm äußert sich gewöhnlich durch folgende Beschwerden:
- häufige dumpfe oder krampfartige Schmerzen im Oberbauch,
- schnelles Völlegefühl, Übelkeit,
- Unverträglichkeiten z. B von Fetten, Alkohol, Koffein oder Nikotin,
- Blähungen oder Aufstoßen,
- Wechsel von Durchfall und Verstopfung,
- veränderte Stuhlgewohnheiten,
- Kopf-, Glieder- und Rückenschmerzen (aufgrund der Stressbelastung),
- depressive Verstimmungszustände.

## ▶ Diagnose

Die Diagnose Reizmagen bzw. Reizdarm ist eine sogenannte Ausschlussdiagnose, d. h., nach gründlicher Untersuchung, Labordiagnostik, Ultraschalluntersuchung und Spiegelung von Magen und Darm oder weitergehenden Untersuchungen wurde von Ihren Ärzten kein krankhafter Organbefund festgestellt. Insbesondere wenn die Beschwerden bei Ihnen erstmalig auftreten und Sie über 50 Jahre alt sind, ist eine sorgfältige Diagnostik unabdingbar. Auch die Untersuchung von Stuhl auf Blut oder gegebenenfalls eine Röntgenuntersuchung des Dünndarms können im Rahmen der diagnostischen Abklärung notwendig werden.

INFO

Wenn unsere Psyche Dauerstress empfindet, den wir nicht bewältigen, reicht sie ihn möglicherweise an andere Organe weiter: Der Ärger »schlägt uns auf den Magen«.

## Mögliche Ursachen des Reizmagens

Die Beschwerden können ganz unterschiedliche Ursachen haben:
Medikamente wie etwa Schmerzmittel, z. B. nichtsteroidale Antirheumatika, können Entzündungen der Schleimhäute von Magen und Zwölffingerdarm hervorrufen.
Häufig ist der nervöse Reizmagen natürlich auf die Ernährung zurückzuführen: Nahrungsmittelunverträglichkeiten oder ganz einfach schlechte Essgewohnheiten wie unregelmäßige Mahlzeiten, hastiges Essen oder unzureichendes Kauen können die Beschwerden hervorrufen.
Auch andere Ernährungsfehler – wenn wir z. B. zu kalt, zu heiß, zu viel, zu fett oder zu salzig essen – sowie auch das Rauchen bewirken bei Anfälligen Reizmagenbeschwerden.

### Häufige Auslöser: seelische Belastungen

Beim Reizmagen sind die Beschwerden in der Regel chronisch und werden oft durch Kummer, Ärger, Stress, Konflikte oder sonstige psychische Belastungen ausgelöst. Die gestörte Wechselwirkung zwischen dem zentralen Nervensystem, also Gehirn/Rückenmark und dem »Bauchhirn« spielt hier eine Rolle. Unter diesem Aspekt sind die Bauchbeschwerden »Bewusstsein am falschen Ort«.

### ▶ Therapeutische Maßnahmen
(Bitte sprechen Sie mit Ihrem Arzt!)

- Medikamente
- homöopathische, orthomolekulare und pflanzliche Heilmittel
- Neuraltherapie nach Huneke
- Entspannungsverfahren (z. B. autogenes Training, Progressive Muskelentspannung nach Jacobson)
- in Ruhe essen, Unbekömmliches meiden, gut kauen
- Entgiften
- Entsäuern
- mikrobiologische Therapie (gesunde Darmflora aufbauen)
- Stressbewältigung, z. B. durch Psychotherapie
- Vermeidung von Alkohol und Nikotin
- Wärme
- sanfte Umstellung auf Trennkost

### ▶ Trennkost bei Reizmagenbeschwerden

Orientieren Sie sich an den Richtlinien der Hayschen Trennkost (siehe Seite 20). Essen Sie lieber mehrere kleinere Mahlzeiten, um den Magen nicht zu überdehnen. Magen- und darmschleimhautschädigende Genussmittel wie Kaffee, Nikotin oder Alkohol sollten Sie reduzieren bzw. ganz meiden. Zink und Vitamin C tun in der Regel der gereizten Schleimhaut gut, bei Übersäuerung des Magens hilft Basenpulver.

Achten Sie besonders auf die Bekömmlichkeit der Trennkost. Falls Sie den hohen Anteil an Rohkost nicht vertragen, sollten Sie stattdessen vermehrt gedünstetes Gemüse essen, das außerordentlich gut bekömmlich ist. Blähende Speisen wie Zwiebeln, Kohl und Bohnen sollten Sie bei Empfindlichkeit möglichst vermeiden.

### Und das können Sie außerdem für sich tun

Bei akutem Stress, Sorgen und Ärger sollten Sie zunächst lieber nichts essen, sondern erst zur Ruhe kommen. Nehmen Sie anschließend Ihre Mahlzeit in möglichst entspannter Atmosphäre zu sich. Besonders empfehlenswert ist als Vorspeise zur warmen Mahlzeit eine kleine Portion Suppe – sie entspannt die Verdauungsorgane und stärkt die Verdauungskraft.

Falls Sie Schmerzen in der Magengegend haben: Hier wirkt eine aufgelegte Wärmflasche meist Wunder! Auch eine sanfte, kreisförmige Massage des Bauches (siehe Seite 77) wirkt schmerzlindernd.

### Mögliche Ursachen des Reizdarmsyndroms

Reizdarmbeschwerden können als Folge einer Operation oder nach einer Antibiotikatherapie auftreten, bei der die Darmflora Schaden genommen hat.

Oft ist die Schmerzempfindlichkeit des Darms und der umgebenden Gewebe verstärkt; auf Dehnungsreize im Darm, die man z.B. mithilfe eines Ballons misst, der nach Einführen in den Darm mit Luft gefüllt wird, reagieren Menschen mit Reizdarm sehr viel empfindlicher als Gesunde. Druck von außen auf den Bauch, z.B. durch zu enge Röcke oder Hosen, kann ebenso Beschwerden verursachen.

Nicht selten liegen beim Reizdarm Nahrungsmittelunverträglichkeiten vor, häufig hervorgerufen durch Milch oder Milchprodukte, weizenhaltige Erzeugnisse, Hühnereier, Kaffee, Schokolade, Nüsse oder Zitrusfrüchte.

Meist reagiert der Darm auch überempfindlich auf unterschiedliche Stressreize.

### ▶ Therapeutische Maßnahmen
(Bitte sprechen Sie mit Ihrem Arzt!)

- Medikamente
- homöopathische, pflanzliche und ortho-molekulare Präparate
- Neuraltherapie nach Huneke
- Entspannungsverfahren (z.B. autogenes Training)
- Bauchmassagen
- Wärme: warme Getränke, feuchtheiße Oberbauchwickel
- sanfte Umstellung auf Trennkost

### ▶ Trennkost bei Reizdarm-beschwerden

Beim Reizdarmsyndrom spielen, wie auch beim Reizmagen, Ihre Ernährungsgewohnheiten eine große Rolle: Nehmen Sie Ihre Mahlzeiten regelmäßig und in entspannter Atmosphäre zu sich, und essen Sie nur die für Sie bekömmlichen Nahrungsmittel! Manchmal hilft auch eine Fastenphase oder ein Reistag, um den gereizten Darm zu beruhigen.

Stellen Sie Ihre Ernährung auf Trennkost um. Bei Verstopfung sind ballaststoffreiche Nahrungsmittel besonders wichtig, d.h. viel Obst, Salat, gedünstetes Gemüse und Vollkornprodukte. Zusätzlich sollten Sie täglich ein bis drei Esslöffel Kleie zu sich nehmen, dazu ausreichend trinken – pro Esslöffel Kleie ein Glas Wasser. Bei Durchfall beruhigen den Darm eher leicht stopfende Speisen, wie z.B. Reis, Kartoffeln, Hafergerichte oder Bananen. Blähende Speisen sollten Sie meiden.

### Suchdiät kann helfen

Bei der Mehrzahl der Nahrungsmittelunverträglichkeiten müssen Sie eine Suchdiät durchführen, um die beschwerdeauslösenden Nahrungsmittel herauszufinden. Fragen Sie bei Bedarf Ihren Arzt oder einen Ernährungsberater zur Durchführung dieser Diät. Eventuell sind Tests (Blutuntersuchungen) auf Nahrungsmittelallergien oder -unverträglichkeiten sinnvoll, die Ihr Arzt mit Ihnen durchführen kann.

INFO

Eine sanfte Bauchmassage – kreisende Bewegungen im Uhrzeigersinn – wirkt besonders wohltuend auf den Darm. Spüren Sie selbst am Bauch die druckempfindlichen Punkte auf, und massieren Sie diese sanft.

# Immunschwäche und häufige Infekte

**Die Fähigkeit unseres Körpers Fremdstoffe abzuwehren, wird als Immunabwehr bezeichnet. Eine Störung des Immunsystems (Immunschwäche) führt zu einer vermehrten Anfälligkeit für Erreger (Bakterien, Viren und Pilze). Eine Abwehrschwäche kann sich durch gehäufte Infektionen, etwa ständig wiederkehrende Atemwegsinfekte, bemerkbar machen.**

## INFO

Aus Sicht der ganzheitlichen Medizin ist eine **Infektion eine Heilreaktion,** ebenso wie Fieber: Der Körper versucht mithilfe dieser Aufwallungen die gestörte Harmonie wiederzugewinnen und Gifte auszuscheiden.

## ▶ Symptome

Ein Atemwegsinfekt bzw. grippaler Infekt wird meist durch Viren verursacht. Die Symptome sind uns allen nur zu gut bekannt: Schnupfen, Niesreiz, Halsschmerzen (bei einer Entzündung des Rachens), Husten (bei Bronchitis, als Reizhusten oder Husten mit Auswurf), Fieber, Frösteln, Kopf- und Gliederschmerzen. Meist fühlen wir uns bei einem grippalen Infekt sehr matt und haben keinen Appetit.

Wiederkehrende Infektionen können jedoch auch andernorts stattfinden, z.B. an der Harnblase (Blasenentzündung). Schwerwiegende Krankheiten, die eine Infektion verursachen können, wie z.B. eine Krebserkrankung, ein Mangel an Immunglobulinen, ein schlecht eingestellter Diabetes mellitus und andere Erkrankungen, müssen diagnostisch abgeklärt werden.

## Ursachen einer Immunschwäche

Es gibt viele Faktoren, die das Immunsystem beeinträchtigen können. Zunächst kann eine Fehl- bzw. Mangelernährung eine der Ursachen sein. Genussmittel wie z.B. Nikotin oder Alkohol spielen häufig eine Rolle, außerdem Medikamente, die entsprechende Nebenwirkungen verursachen, Störfelder wie Zahnherde oder Narben, eine krankhaft zusammengesetzte Darmbakterienflora oder ganz einfach Bewegungsmangel. Auch Stress, seelische Belastungen oder Ängste können das Immunsystem schwächen.

Weitere Faktoren sind beispielsweise Belastungen durch Erdstrahlen, Wasseradern und Elektrosmog, durch Pestizide in der Nahrung oder Giftstoffe aus Industriechemikalien. Im Winter wird eine Infektanfälligkeit durch trockene Heizungsluft begünstigt.

## ▶ Therapeutische Maßnahmen
### (Bitte sprechen Sie mit Ihrem Arzt!)

- homöopathische Präparate
- orthomolekulare und pflanzliche Präparate
- ausreichend Flüssigkeit
- Eigenbluttherapie
- zur Vorbeugung: physikalische Therapie (Kneippsche Güsse, Sauna, Bürstenmassagen der Haut)
- viel Bewegung (angemessen)

- Medikamente
- Entgiften
- Entsäuern
- mikrobiologische Therapie

Häufig werden bei meist virusbedingtem Schnupfen immer noch zu früh und zu häufig Antibiotika gegeben, die bei Viruserkrankungen wirkungslos sind.

## ▶ Trennkost bei Immunschwäche

Wenn Sie Ihre Immunabwehr stärken möchten, sollten Sie sich möglichst vollwertig ernähren. Stellen Sie Ihre Ernährung auf die Haysche Trennkost um, die Sie nach individueller Bekömmlichkeit zusammenstellen. Besonders wichtig für ein gut funktionierendes Immunsystem sind frisches Obst, frisches Gemüse und frische Salate, da diese zahlreiche abwehrstärkende Substanzen enthalten.

Besonders immunstärkend sind Knoblauch und Zwiebeln, außerdem bunte Gemüse wie gelbe, rote und grüne Paprika, Tomaten sowie rote Trauben, die aufgrund ihres Reichtums an sekundären Pflanzenstoffen besonders empfehlenswert sind.

Die zusätzliche tägliche Einnahme von Keimlingen bringt geballte Lebenskraft und stärkt die Abwehrkräfte.

Um die Immunabwehr zu entlasten, sollten Sie unverträgliche oder allergieauslösende, ebenso denaturierte Nahrungsmittel (z. B. Fertiggerichte) meiden, weil deren Zufuhr das Immunsystem unnötig stresst.

Eine vollwertige, an Basenbildnern und sekundären Pflanzenstoffen reiche Ernährung wie die Trennkost stärkt Ihre Immunabwehr und schützt vor häufig wiederkehrenden Infekten.

## ▶ Checkliste – was Sie sonst noch tun können:

- Bewegen Sie sich regelmäßig und ausreichend (z. B. zügiges Gehen, Nordic Walking, Radfahren).
- Trinken Sie ausreichend, d. h. mindestens 1 1/2 Liter am Tag.
- Gehen Sie regelmäßig an die frische Luft, das sorgt für eine gute Durchblutung.
- Saunagänge: Der Wechsel von warm zu kalt stärkt die Abwehrkräfte.
- Enzymtherapie, Thymustherapie.
- Vermeiden Sie eine Überhitzung Ihres Körpers durch zu warme Kleidung.

*Nehmen Sie täglich ausreichend Flüssigkeit zu sich – das ist wichtig für ein stabiles Immunsystem!*

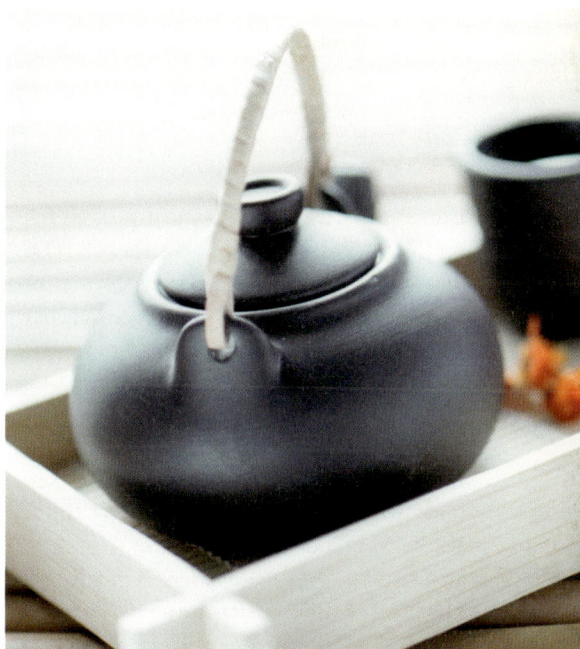

# Gesund ernähren:
## *step by step*

# *Trennkost:* die Rezepte

*Für alle, die ihr neu erworbenes Wissen in die Praxis umsetzen möchten, ist der anschließende Rezeptteil gedacht. Über 100 Rezepte warten darauf, von Ihnen entdeckt zu werden. Natürlich erfordert die Trennkost eine gewisse Umstellung. Aber es lohnt sich. Unangenehme Begleiterscheinungen während des Essens und danach werden verschwinden. Schon bald werden Sie merken, wie es Ihnen auch sonst Stück für Stück besser geht.*

## So wird der Einstieg kinderleicht

Auch wenn Sie bisher noch keine Erfahrung mit Trennkost haben, gelingt Ihnen mit den folgenden Anweisungen der Einstieg garantiert.

Studieren Sie zuerst den gut übersichtlichen Kombiplan (siehe Seite 146–149). Auf diesem Plan und im Rezeptteil sind die eiweißreichen Nahrungsmittel blau, die kohlenhydratreichen orange und die neutralen Nahrungsmittel grün markiert. Diese farblichen Markierungen helfen Ihnen bei der Umstellung auf die neue Ernährungsweise.

Der Mengen- und der Wochenplan (siehe Seite 150 bzw. Seite 84) liefern Ihnen hilfreiche Beispiele und erleichtern die weiteren Schritte mit Trennkost. Über 100 leckere Rezepte, die Sie beliebig nach eigenem Geschmack zusammenstellen können, bringen Abwechslung in Ihren Trennkost-Speiseplan. So ermöglicht der Rezeptteil Ihnen, jeden Tag neue Köstlichkeiten auf den Tisch zu bringen, ohne stundenlang in der Küche stehen zu müssen.

## Variieren Sie nach Belieben

Planen Sie beim Kochen schon die nächste Mahlzeit mit ein, indem Sie Kartoffeln, Reis, Nudeln, Gemüse oder Fleisch in doppelter Menge zubereiten. Aus diesen Zutaten lassen sich am nächsten Tag sehr schnell leckere Salate, Suppen, Gratins oder Ähnliches herstellen.

## Bewusst genießen – im Restaurant, in der Kantine, auf Reisen

Wenn Sie feststellen konnten, dass Ihnen diese Art zu essen gut tut, wird es Ihnen sicher leichtfallen, auch im Restaurant, in der Kantine und sogar im Urlaub die Speisen harmonisch nach den Prinzipien der Trennkost auszuwählen. Viele Restaurants haben sich inzwischen auf ganz neue vegetarische

Kost eingestellt, sodass von Verzicht keine Rede mehr ist. Entscheiden Sie sich zuerst für eine Eiweiß- oder Kohlenhydratmahlzeit. Bei einer eiweißreichen Mahlzeit wählen Sie zu Fleisch, Fisch oder Eiern als Beilage einen großen Teller Gemüse und als Vorspeise Salat. Bei einer kohlenhydratreichen Mahlzeit wählen Sie ein Gericht ohne Fleisch und Fisch, dafür aber reichlich Gemüse und zuvor Salat.

Falls Sie befürchten, bei einer kohlenhydrathaltigen Mahlzeit könne man nur die bloßen Nudeln oder Kartoffeln essen, werfen Sie einen Blick auf den Kombiplan: Hier bietet die neutrale Liste ein reichhaltiges Angebot zur Kombination, z. B. roh marinierter oder geräucherter Fisch (etwa Matjes, Lachs, Forelle) oder Tatar, Bündner Fleisch, ebenso verschiedene Käsezubereitungen wie z. B. gebackener Schafskäse.

## Umstellung auf Trennkost: der Entschlackungstag

Bevor Sie Ihre Ernährung auf Trennkost umstellen, sollten Sie einen Umschalt- oder Entschlackungstag einlegen. Dieser dient der Anregung des Stoffwechsels und auch der Entgiftung. Wichtig ist, dass Sie ausreichend Flüssigkeit in Form von gutem Trinkwasser sowie Tee (Früchte- oder Kräutertee) trinken.

Es gibt verschiedene Möglichkeiten, was Sie am Entschlackungstag zu sich nehmen. Entscheiden Sie je nach Vorliebe:

### Gemüsesuppentag

Bereiten Sie aus 3 Kartoffeln, 1 großen Stange Lauch, 1 dicken Zwiebel, 1 Stück Sellerie und 3 Möhren eine Suppe zu. Gemüse putzen, waschen in kleine Würfel schneiden, mit Wasser gut bedecken und etwa 20 Minuten köcheln lassen. Mit frischen Kräutern würzen und über den Tag verteilt essen.

### Obsttag

Bis 15 Uhr frisches Obst der Saison in beliebiger Menge (jetzt keine Bananen, Datteln oder Feigen) essen. Ab 17 Uhr 2 Bananen oder 2 Pellkartoffeln.

### Kartoffelsuppentag

500 g Kartoffeln waschen, schälen und in kleine Würfel schneiden. Mit etwa 2 Litern Wasser bedecken, dann 25 Minuten köcheln lassen. Die Suppe nach Belieben pürieren, mit frischen Kräutern würzen und über den Tag verteilt trinken.

TIPP

**SINNVOLLE ESSPAUSEN**
Zwischen den einzelnen Mahlzeiten sollte immer genügend Zeit sein, die aufgenommene Nahrung zu verdauen.

Folgende Esspausen sind günstig:
- Nach dem Frühstück 2 bis 3 Stunden,
- nach dem Vormittagssnack etwa 1 1/2 Stunden,
- nach dem Mittagessen 3 bis 4 Stunden,
- nach dem Nachmittagssnack 2 Stunden,
- nach dem Abendessen sollten Sie nichts mehr essen.

# *Wochenplan* im Baukastensystem

Dieser Plan soll Ihnen Anregungen geben, wie Sie die Rezepte für eine Woche zusammenstellen können. Sie brauchen die Vorschläge nicht exakt zu befolgen, sondern können sich aus dem reichhaltigen Angebot der jeweiligen Rezepte Ihren eigenen Wochenplan zusammenstellen – ganz nach Ihrem Geschmack!

Frühstück und Snacks sind jeweils für 1 Person.
Mittag- und Abendessen sind jeweils für 2 Personen oder 2 Portionen.

| WOCHENTAG | Tageszeit | Rezeptvorschlag |
|---|---|---|
| **1. TAG**<br>= ENTSCHLA-CKUNGSTAG | Frühstück | Müsli nach Dr. Budwig ♦, Seite 140<br>Entschlackungstag, Seite 83: Wählen Sie aus<br>(nur 1 von 3 Alternativen)<br>→ Gemüsesuppentag<br>→ Obsttag<br>→ Kartoffelsuppentag |
| **2. TAG** | Frühstück<br>Snack<br>Mittagessen<br><br>Snack<br>Abendessen | Apfelmüsli mit Linsensprossen ♦, Seite 140<br>1 Stück frisches Obst der Saison<br>Kartoffel-Bohnen-Gemüse mit Salami ♦,<br>Seite 116<br>1 Banane<br>Cremige Brokkolisuppe ♦, Seite 93, und<br>Käse-Wurst-Salat ♦, Seite 88 |
| **3. TAG** | Frühstück<br>Snack<br>Mittagessen<br>Snack<br>Abendessen | Schinken-Käse-Sandwich ♦, Seite 142<br>1 Glas Buttermilch, 200 g<br>Bratwurst mit Selleriesalat ♦, Seite 105<br>200 g Sauerkraut<br>Pikanter Reissalat ♦, Seite 128 |

| WOCHENTAG | Tageszeit | Rezeptvorschlag |
|-----------|-----------|-----------------|
| 4. TAG | Frühstück | Kerniges Nussmüsli ♦, Seite 141 |
| | Snack | 1 Stück frisches Obst der Saison |
| | Mittagessen | Überbackene Pasta mit Bohnen und Mozzarella ♦, Seite 121 |
| | Snack | 100 g Hüttenkäse |
| | Abendessen | Spanische Gemüsepfanne mit Ei ♦, Seite 95 |
| 5. TAG | Frühstück | Frisches Obst der Saison |
| | Snack | Müsli nach Dr. Budwig ♦, Seite 140 |
| | Mittagessen | Gratinierter Kartoffelbrei mit feinem Gemüse ♦, Seite 117 |
| | Snack | 3 Möhren |
| | Abendessen | Fischfilets mit scharfer Tomatensauce ♦, Seite 107 |
| 6. TAG | Frühstück | Apfelknäcke mit Hüttenkäse ♦, Seite 143 |
| | Snack | 1 Glas frischer Orangensaft, 200 ml |
| | Mittagessen | Gemüseeintopf mit Würstchen ♦, Seite 91 |
| | Snack | Bananendessert ♦, Seite 132 |
| | Abendessen | Scampi mit Gemüse aus dem Wok ♦, Seite 110 |
| 7. TAG | Frühstück | Pochierte Eier mit Tomatenstücken ♦, Seite 144 |
| | Snack | 1 Stück frisches Obst der Saison |
| | Mittagessen | Kalbsfilet mit fruchtigem Salat ♦, Seite 101 |
| | Snack | 1 Stück Rührkuchen mit versteckten Apfelstückchen, Seite 134 |
| | Abendessen | Röstkartoffeln mit Tomaten und Mozzarella ♦, Seite 114 |

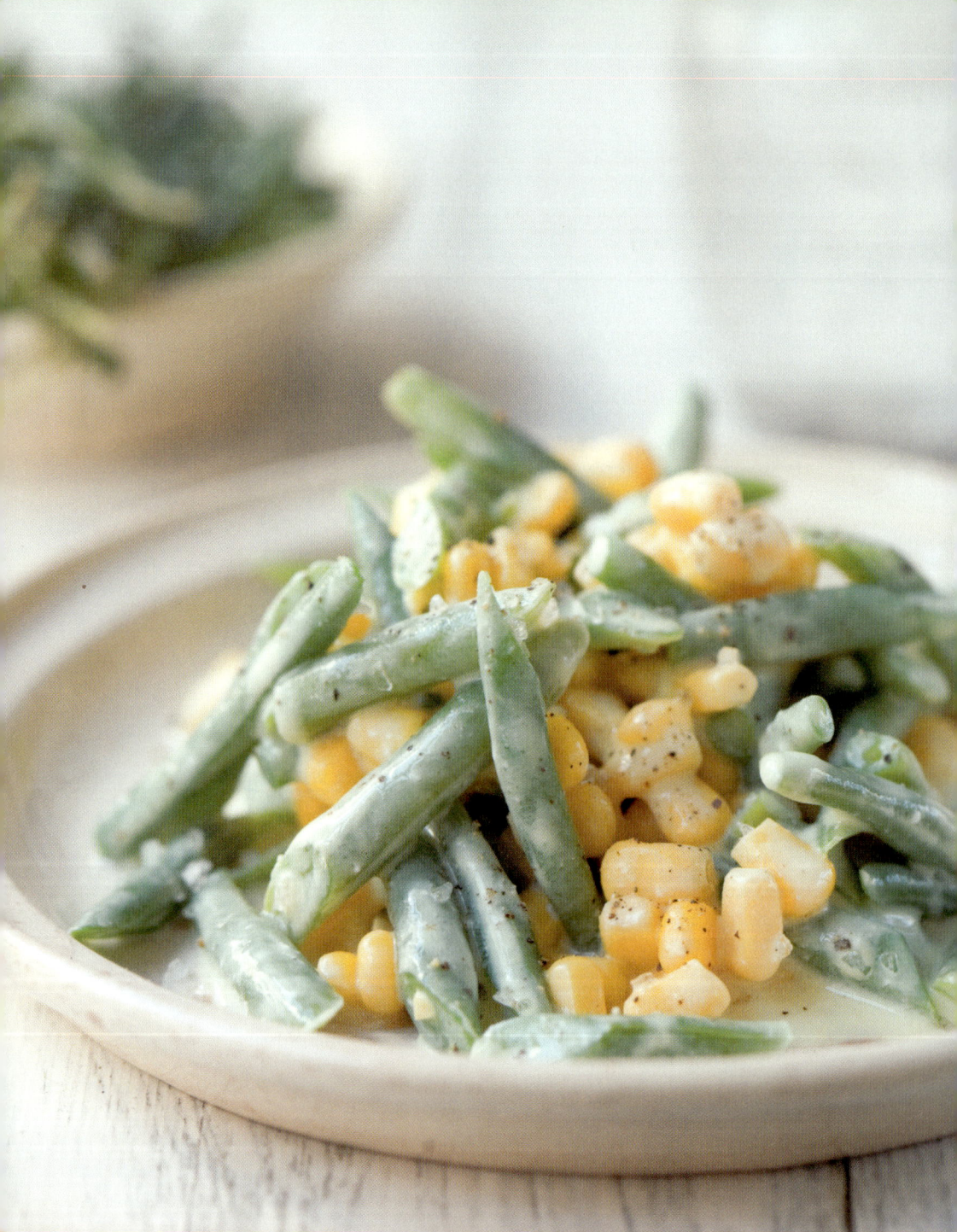

Bohnen-Mais-Salat

## Kopfsalat mit Petersilien-Sesam-Dressing

♦ Neutral  |  2 Portionen  |  ⏱ 15 Min.

1. Den Salat putzen, waschen, abtropfen lassen und in mundgerechte Stücke zerpflücken.
2. Die Petersilie waschen, trocken schütteln und sehr fein hacken. Sesamkörner und Salz in einen Mörser geben und leicht sämig reiben. Tropfenweise das Öl zufügen.
3. Anschließend mit dem Dressing in eine Schüssel geben. Mit dem Essig, 8 Esslöffeln Wasser und der gehackten Petersilie mischen. Den Salat anmachen.

TIPP: Grüne Blattsalate sollten jeden Tag, am besten vor einer Hauptmahlzeit, gegessen werden. Blattsalate sind reich an Kalium, Kalzium, Phosphor, Eisen und Zink. Besonders der hohe Kaliumgehalt regt die Nierentätigkeit an, entlastet das Herz und senkt gleichzeitig erhöhte Harnsäurewerte.

**ZUTATEN**

1 Kopfsalat
1 kleines Bund Petersilie
1 EL Sesamkörner
Meersalz
1 EL Olivenöl
1 EL Obstessig

## Bohnen-Mais-Salat mit Joghurtdressing (Foto)

♦ Neutral  |  2 Portionen  |  ⏱ 20 Min.

1. Die Bohnen putzen, waschen und in etwa 3 Zentimeter lange Stücke schneiden. Wenig leicht gesalzenes Wasser zum Kochen bringen, Bohnen und Bohnenkraut zugeben. Die Bohnen in 15 Minuten bissfest garen.
2. Die Bohnen aus dem Wasser nehmen, abkühlen lassen und mit dem Mais mischen. Etwas Bohnenwasser beiseitestellen.
3. Für die Sauce die Zwiebel schälen und fein würfeln. Joghurt mit 4 Esslöffeln Bohnenwasser, Essig, Salz, Pfeffer und Senf verrühren. Die Zwiebelwürfel unterrühren. Die Bohnen mit der Sauce mischen und servieren.

**ZUTATEN**

500 g grüne Bohnen
Meersalz
1 Zweig Bohnenkraut
6 EL Mais (aus der Dose oder TK)
1 kleine Zwiebel
125 g Joghurt
1 EL Obstessig
Pfeffer
1 TL mittelscharfer Senf

## Roastbeef-Röllchen auf Salat

ZUTATEN

◆ Neutral | 2 Portionen | ⏱ 20 Min.

300 g Brokkoli
Meersalz
1 kleiner Kopfsalat
6 Kirschtomaten
6 Roastbeef-
Scheiben
2 TL Meerrettich
(aus dem Glas)
6 schwarze Oliven
ohne Kern
1 EL Olivenöl
1 EL weißer Bal-
samico-Essig
Pfeffer

1. Den Brokkoli waschen, putzen und in kleine Röschen teilen. Die Stiele schälen und in kleine Stücke schneiden. Beides in kochendem Salzwasser 5 Minuten bissfest garen, herausnehmen und abtropfen lassen.
2. Den Salat putzen, waschen, gut abtropfen lassen und in mundgerechte Stücke teilen. Die Tomaten waschen und halbieren.
3. Die Roastbeef-Scheiben zur Hälfte dünn mit Meerrettich bestreichen. Dann mit je einem Brokkoliröschen und einer Olive füllen, zusammenrollen und mit kleinen Holzspießchen befestigen.
4. Den restlichen Brokkoli und den Blattsalat dekorativ auf einer Platte anrichten, mit dem Öl und Essig beträufeln, leicht salzen und pfeffern. Die Roastbeef-Röllchen zusammen mit den Tomaten darauf anrichten.

## Käse-Wurst-Salat

ZUTATEN

◆ Eiweiß | 2 Portionen | ⏱ 15 Min.

1 milde rote Zwiebel
1 Bund Radieschen
1 Gewürzgurke
150 g Gouda
150 g Geflügel-
fleischwurst
1 EL weißer
Balsamico-Essig
1 EL Öl
Pfeffer
Meersalz
2 Salatherzen
3 Zweige Petersilie

1. Die Zwiebel schälen und fein hacken. Die Radieschen putzen, waschen und in feine Scheiben schneiden. Die Gurke in Würfel schneiden. Käse und Wurst in kleine Streifen schneiden. Alles miteinander mischen.
2. Aus Essig, Öl, 3 Esslöffeln Wasser, Pfeffer und Salz eine Sauce rühren und den Salat damit anmachen.
3. Die Salatherzen putzen, waschen, der Länge nach vierteln und dekorativ auf einer Platte anrichten. Mit einigen Tropfen Öl und Essig beträufeln, leicht salzen und pfeffern. Zusammen mit dem Käse-Wurst-Salat anrichten. Mit der gewaschenen und gehackten Petersilie bestreut servieren.

TIPP: Um den Vitaminverlust so gering wie möglich zu halten, sollten Sie Blattsalate immer frisch verwenden. Ist ein Lagern nicht zu umgehen, gilt folgender Tipp: Salat in Papier oder in ein feuchtes Tuch einwickeln, kühl und dunkel aufbewahren.

## Salbeitomaten mit Ei

♦ Eiweiß  |  2 Portionen  |  ⏱ 15 Min.

1. Die Tomaten überbrühen, schälen, halbieren und entkernen.
   Die Stielansätze entfernen und die Hälften in schmale Spalten
   schneiden. Die Champignons putzen, eventuell abreiben und
   in sehr dünne Scheiben schneiden. Den Salbei waschen, trocken schütteln und grob hacken.
2. Das Öl in einer Pfanne erhitzen. Tomaten, Champignons und
   Salbei zufügen und bei starker Hitze 2 bis 3 Minuten scharf
   anbraten.
3. Die Eier mit dem Mineralwasser, Pfeffer und Salz verquirlen
   und über die Tomaten gießen. Bei schwacher Hitze stocken
   lassen. Die Tomaten-Eier-Masse mit einem Holzspatel zusammenschieben und fertig ausbacken. Mit dem Paprikapulver
   bestreut servieren.

2 Tomaten
100 g Champignons
10 Salbeiblättchen
1 EL Öl
4 große Eier
2 EL Mineralwasser
Pfeffer,
Meersalz
1 TL Paprikapulver

TIPP: Salbei zählt zu den ältesten Heilpflanzen. Klein gehackt
unter Salate gemischt, die Blättchen in Öl frittiert oder als Tee
getrunken, wirkt Salbei entzündungshemmend, bakterien- und
pilztötend, gleichzeitig im Magen-Darm-Bereich krampflösend
und reinigend.

## Apfelsalat mit Rosinen

♦ Eiweiß  |  2 Portionen  |  ⏱ 20 Min.

1. Die Rosinen mit kochendem Wasser überbrühen, 5 Minuten
   ziehen lassen, dann abgießen. Den Apfel waschen, schälen,
   vierteln, entkernen und in kleine Würfel schneiden, sofort mit
   dem Zitronensaft beträufeln.
2. Den Chicorée putzen, waschen, halbieren, den mittleren
   Strunk keilförmig herausschneiden. Die Hälften in feine
   Streifen schneiden. Die Chicoréestreifen mit den Apfelstücken
   in einer Schüssel mischen.
3. Den Honig mit 5 Esslöffeln warmem Wasser und der Crème
   frâiche verrühren. Zimt, Salz und die Rosinen zufügen und
   mit dem Salat mischen. Gut gekühlt servieren.

2 EL Rosinen
1 großer säuerlicher
Apfel
1 EL Zitronensaft
2 Stauden Chicorée
1 EL Honig
1 EL Crème frâiche
1 TL Zimt
1 Prise Salz

## Sommerliche Gurkensuppe

### ZUTATEN

1/2 Salatgurke
Meersalz
125 g Joghurt
400 g Kefir
1–2 Knoblauchzehen
5 Zweige Dill
Pfeffer

♦ Neutral  |  2 Portionen  |  ⏱ 15 Min.

1. Die Gurke schälen, grob raspeln und leicht salzen. Joghurt und Kefir mischen und mit einem Schneebesen glatt rühren. Die Gurkenraspel hinzufügen.
2. Die Knoblauchzehen schälen, dazupressen und unterrühren.
3. Den Dill waschen, fein hacken und unter die Suppe rühren. Mit Pfeffer und Salz abschmecken. Gut gekühlt servieren.

TIPP: Dazu passt als Beilage ein Vollkornbrötchen. Aus der neutralen Mahlzeit wird dann eine Kohlenhydratmahlzeit.

## Sellerie-Möhren-Suppe

### ZUTATEN

150 g Knollensellerie
300 g Möhren
3 Zweige Petersilie
1 EL Butter
400 ml Gemüsebrühe
Cayennepfeffer
1 TL Honig
3 EL gehackte Petersilie

♦ Neutral  |  2 Portionen  |  ⏱ 25 Min.

1. Sellerie und Möhren putzen, waschen, schälen und in kleine Würfel schneiden. Die Petersilie waschen, trocken schütteln und fein hacken.
2. Die Butter in einem Topf schmelzen lassen. Anschließend die Sellerie- und Möhrenwürfel darin unter ständigem Rühren leicht anbraten. Die Gemüsebrühe angießen, mit Cayennepfeffer und Honig würzen. Zugedeckt etwa 15 bis 18 Minuten leicht köcheln lassen.
3. Das Gemüse nach Belieben mit dem Pürierstab zerkleinern. Die Suppe mit der Petersilie bestreut servieren.

TIPP: Sellerie und Möhren im Doppelpack gelten als Heilnahrung für Herz und Bauch. Die Inhaltsstoffe beider Gemüse stehen auf der Liste der Krebsschutzstoffe ganz oben. Die Suppe ist stark alkalisch und hilft, überschüssige Magensäure zu neutralisieren.

## Scharfe Paprika-Tomaten-Suppe

◆ Eiweiß | 2 Portionen | 🕐 25 Min.

1. Die Stielansätze der Tomaten entfernen, Tomaten überbrühen, häuten und grob würfeln. Die Paprikaschote halbieren, putzen, waschen und in Würfel schneiden.
2. Die Frühlingszwiebel putzen, waschen und in Würfel bzw. Röllchen schneiden. Etwas Grün beiseitelegen.
3. Das Öl in einem Topf erhitzen, Zwiebel und Grün darin anbraten. Tomaten- und Paprikawürfel zufügen, die Brühe aufgießen und zugedeckt bei schwacher Hitze 12 Minuten köcheln lassen. Mit Thymian und Sambal Oelek würzen. Tomatenmark unterrühren und die Suppe mit dem Mixstab pürieren.
4. Die Sahne unter die Suppe rühren und mit dem Frühlingszwiebelgrün garnieren.

4 reife Tomaten
1 rote Paprikaschote
1 Frühlingszwiebel
1 EL Olivenöl
250 ml Gemüse-
brühe
1 TL Thymian
1 TL Sambal Oelek
2 EL Tomatenmark
4 EL Sahne

## Gemüseeintopf mit Würstchen

◆ Eiweiß | 2 Portionen | 🕐 35 Min.

1. Die Zwiebel schälen und fein hacken. Sellerie, Kohlrabi und Möhren putzen, schälen und in kleine Würfel schneiden. Den Lauch putzen, längs halbieren, gründlich waschen und in dünne Ringe schneiden. Die Bohnen putzen, waschen und in etwa 3 Zentimeter lange Stücke schneiden.
2. Die Butter in einem Topf schmelzen lassen und die Zwiebeln darin glasig dünsten. Das übrige Gemüse zufügen, unter Rühren zart anbraten, dann mit der Brühe ablöschen.
3. Die Gemüsesuppe mit Kümmel, Liebstöckel, Salz und Pfeffer würzen und zugedeckt bei geringer Hitze 20 Minuten köcheln lassen.
4. Die Würstchen zugeben und weitere 5 Minuten ziehen lassen. Mit der gehackten Petersilie bestreut servieren.

1 Zwiebel
150 g Knollen-
sellerie
1 junger Kohlrabi
3 Möhren
1 Stange Lauch
125 g grüne Bohnen
1 EL Butter
1/2 l Gemüsebrühe
1 TL Kümmel
1 Zweig Liebstöckel
Meersalz, Pfeffer
4 Geflügelwürstchen
2 EL gehackte
Petersilie

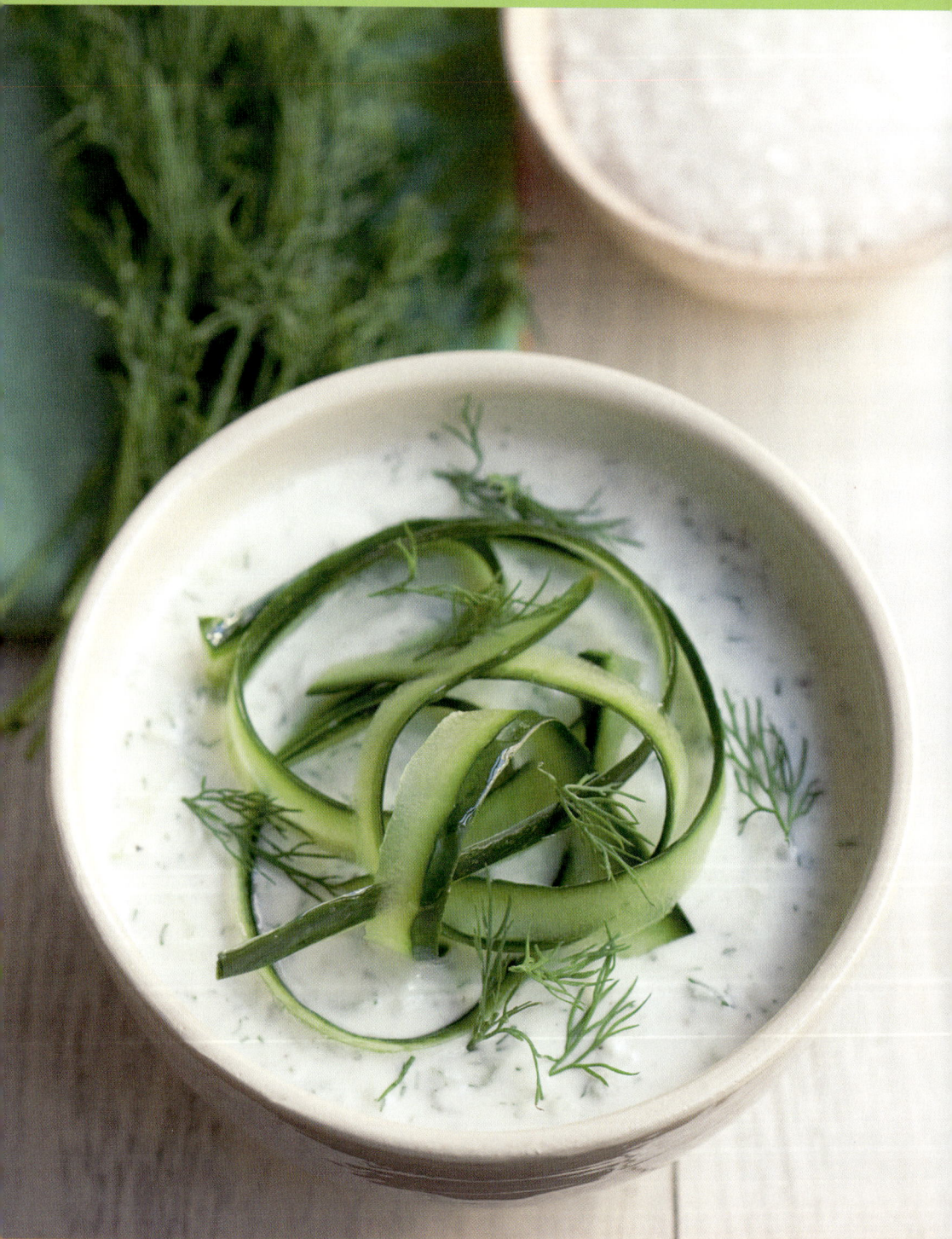

Feines Kräutersüppchen

## Cremige Brokkolisuppe

◆ Eiweiß  |  2 Portionen  |  ⏱ 20 Min.

1. Den Brokkoli putzen, waschen und in kleine Röschen teilen. Die Stiele schälen und in kleine Stücke schneiden.
2. Das Gemüse in einen Topf geben und mit Wasser bedecken. Das Brühpulver und den Pfeffer zufügen, aufkochen und zugedeckt 10 bis 12 Minuten köcheln lassen.
3. Den Käse zugeben und schmelzen lassen. Die Suppe 1 bis 2 Minuten mit dem Mixstab pürieren, bis sie leicht schaumig ist. Die Sahne unterziehen und heiß servieren.

TIPP: Brokkoli ist durch seinen hohen Vitamin- und Mineralstoffgehalt stark basenüberschüssig. Diesem Gemüse konnte in verschiedenen Studien eine krebshemmende Wirkung nachgewiesen werden. Um die wertvollen Stoffe des Brokkolis zu erhalten, sollte man ihn nur köcheln lassen und nicht übermäßig erhitzen.

**ZUTATEN**

400 g Brokkoli
1 EL Gemüsebrühe
Pfeffer
25 g Schmelzkäse
2 EL Sahne

## Feines Kräutersüppchen (Foto)

◆ Eiweiß  |  2 Portionen  |  ⏱ 20 Min.

1. Die Zwiebel schälen und grob hacken. Die Butter in einem Topf schmelzen lassen und die Zwiebelstücke darin anbraten. Die Zwiebeln mit der Brühe auffüllen und zugedeckt 5 Minuten köcheln lassen.
2. Den Dill waschen, trocken schütteln und fein hacken. Die restlichen Kräuter waschen, verlesen, grob hacken und zur Zwiebelsuppe geben.
3. Den Käse unterrühren, kurz aufkochen lassen, danach alles mit dem Mixstab pürieren. Mit dem Cayennepfeffer würzen und mit dem gehackten Dill bestreut servieren.

**ZUTATEN**

1 Zwiebel
1 EL Butter
350 ml Gemüsebrühe
4 Zweige Dill
1 Bund gemischte Kräuter (z. B. Kerbel, Bärlauch, Schnittlauch, Petersilie)
25 g Schmelzkäse
1 Msp. Cayennepfeffer

## Gemüsesuppe mit Ei

♦ Eiweiß | 2 Portionen | ⏱ 30 Min.

1 Bund Suppengrün
2 Tomaten
1 EL Butter
4 Blättchen Lieb-
stöckel
400 ml Gemüse-
brühe
Pfeffer
1 frisches Ei
1 EL gehackte
Petersilie

1. Das Suppengrün putzen, waschen und in Würfel schneiden. Die Tomaten überbrühen, schälen, halbieren und entkernen. Die Stielansätze entfernen und die Hälften in Spalten schneiden.
2. Die Butter in einem Topf schmelzen lassen und die Gemüse-würfel darin unter Rühren anbraten. Die Tomatenspalten und den Liebstöckel zugeben und mit der Brühe aufgießen. Mit Pfeffer würzen. Bei schwacher Hitze 15 Minuten köcheln lassen.
3. Liebstöckel aus der Suppe entfernen. Das Ei mit der Gabel verschlagen und unter Rühren in die Suppe gleiten lassen. Mit Petersilie bestreut servieren.

## Dinkelsuppe

♦ Kohlenhydrate | 2 Portionen | ⏱ 35 Min.
                              Einweichzeit: ca. 8 Stunden

120 g Dinkel
150 g Blumenkohl
3 Möhren
1 junger Kohlrabi
1 kleiner Zweig
Liebstöckel
1 EL Butter
125 g Erbsen (TK)
1/2 l Gemüsebrühe
Meersalz
2 EL saure Sahne
2 EL gehackte
Petersilie

1. Den Dinkel in einen Topf geben, knapp mit Wasser bedecken und über Nacht quellen lassen. Die Körner am nächsten Tag mit dem Einweichwasser zum Kochen bringen und bei schwacher Hitze 25 Minuten garen.
2. Den Blumenkohl putzen, waschen und in kleine Röschen teilen. Möhren und Kohlrabi schälen und fein würfeln. Den Liebstöckel waschen und fein hacken.
3. Die Butter in einem Topf schmelzen lassen. Blumenkohl, Möhren, Kohlrabi und Erbsen darin unter Rühren anbraten. Die Brühe angießen, Liebstöckel hinzufügen und zugedeckt 15 Minuten köcheln lassen.
4. Den abgetropften Dinkel zur Suppe geben und mit Salz ab-schmecken. Die Sahne unterrühren und mit der Petersilie bestreut servieren.

TIPP: Dinkelprodukte werden gerne als Alternative bei Weizen-unverträglichkeit genommen, da das Getreide entlastend wirkt. Der hohe Gehalt an Kieselsäure wirkt sich zudem günstig auf Haut, Haare und Nägel aus.

## Spanische Gemüsepfanne mit Ei

♦ Eiweiß  |  2 Portionen  |  ⏱ 25 Min.

1. Die Pilze putzen und in dünne Streifen schneiden. Die Paprikaschoten waschen, halbieren, putzen und klein würfeln. Die Zucchini putzen, waschen und in dünne Scheiben schneiden. Die Zwiebel und den Knoblauch schälen und fein hacken.
2. In einer Pfanne das Öl erhitzen. Zwiebel- und Knoblauchwürfel darin glasig dünsten. Pilze, Paprika- und Zucchiniwürfel zufügen und unter Rühren 5 Minuten schmoren lassen. Mit Pfeffer, Salz, Oregano und Rosmarin würzen. Die Petersilie waschen und trocken schütteln.
3. Die Eier nacheinander aufschlagen und über das Gemüse geben. Mit einer Gabel vorsichtig auseinanderziehen, nochmals leicht nachsalzen und so lange braten, bis die Eier gestockt sind. Mit der Petersilie garnieren.

### ZUTATEN

150 g Austernpilze
je 1 rote und gelbe
Paprikaschote
1 Zucchini
1 Zwiebel
1–2 Knoblauchzehen
1 EL Olivenöl
Pfeffer
Meersalz
Oregano
Rosmarin
3 Zweige glatte
Petersilie
4 Eier

## Bratgemüse mit Petersiliensauce und Eiern

♦ Eiweiß  |  2 Portionen  |  ⏱ 30 Min.

1. Den Brokkoli putzen, waschen und in kleine Röschen zerteilen. Die Stiele schälen und in kleine Stücke schneiden. Das Gemüse in wenig Salzwasser 5 Minuten bissfest garen, aus der Brühe nehmen und abkühlen lassen. Die Petersilie waschen, trocken schütteln und von den Stielen zupfen.
2. Joghurt mit der Sahne mischen. Brokkoli und Petersilie unterrühren, leicht salzen und alles mit dem Mixstab pürieren.
3. Kohlrabi und Möhren schälen und beides in kleine Würfel schneiden. Die Butter in einer Pfanne schmelzen lassen und die Gemüsewürfel darin unter Rühren 8 bis 10 Minuten braten. Mit Salz würzen.
4. Die Eier hart kochen, mit kaltem Wasser abschrecken, schälen und vierteln. Das gebratene Gemüse zusammen mit der Sauce und den Eiern servieren.

### ZUTATEN

100 g Brokkoli
Meersalz
1 kleines Bund
Petersilie
250 g Joghurt
4 EL saure Sahne
2 junge Kohlrabi
4 Möhren
1 EL Butter
4 Eier

## Schinkenrührei mit Pfifferlingen und Salat

♦ Eiweiß │ 2 Portionen │ ⏱ 35 Min.

200 g Pfifferlinge
1 Zwiebel
30 g Rinderschinken
1 Kopf Salat
1 Bund Schnittlauch
1 EL Butter
4 Eier
2 EL Mineralwasser
Meersalz
1 EL Öl
1 EL Essig
Pfeffer

1. Die Pfifferlinge gut säubern, abreiben und in Streifen schneiden. Die Zwiebel schälen und fein hacken, den Schinken in kleine Würfel schneiden.
2. Den Salat putzen, waschen, abtropfen lassen und in mundgerechte Stücke zerpflücken. Den Schnittlauch waschen, trocken schütteln und in kleine Röllchen schneiden.
3. Die Butter in eine Pfanne geben, schmelzen lassen und die Zwiebel darin glasig dünsten. Schinken und Pfifferlinge zugeben und unter Rühren 10 Minuten braten.
4. Die Eier in einer Schüssel verquirlen, Wasser und Salz zugeben, mit einer Gabel schaumig aufschlagen und die Eimasse über die Pilze gießen. Bei geringer Hitze langsam stocken lassen, dabei gelegentlich umrühren.
5. Den Salat dekorativ auf einer Platte anrichten, mit Öl und Essig beträufeln, leicht salzen und pfeffern und zusammen mit den Rühreiern anrichten. Mit dem Schnittlauch bestreuen.

## Brokkoli mit Rührei und Käse

♦ Eiweiß │ 2 Portionen │ ⏱ 25 Min.

600 g Brokkoli
Meersalz
1 kleine Zwiebel
40 g Rinderschinken
1 EL Butter
Pfeffer
4 Eier
40 g geraspelten Gouda
1 EL Sonnenblumenöl

1. Den Brokkoli putzen, waschen und in kleine Röschen teilen. Die Stiele schälen und in kleine Stücke schneiden. Beides in kochendem Salzwasser 5 Minuten bissfest garen, herausnehmen und abtropfen lassen.
2. Die Zwiebel schälen und fein hacken, den Schinken in kleine Würfel schneiden. Die Butter in einer Pfanne schmelzen lassen, Zwiebeln und Schinken darin anbraten. Den Brokkoli zugeben und 5 Minuten braten. Mit Salz und Pfeffer würzen.
3. Die Eier verquirlen, den Käse unterrühren, salzen und pfeffern. Das Öl in einer beschichteten Pfanne erhitzen. Die Eiermasse zugeben und bei schwacher Hitze stocken lassen. Die Eiermasse zusammenschieben und zu einem Rührei fertig backen. Zusammen mit dem Brokkoli servieren.

## Schinkenomelett auf Salat

♦ Eiweiß | 2 Portionen | ⏱ 25 Min.

1. Eisbergsalat und Rucola waschen, abtropfen lassen und in mundgerechte Stücke teilen. Die Gurke schälen und in feine Scheiben hobeln. Radieschen und Frühlingszwiebel putzen, waschen und in dünne Scheiben bzw. Ringe schneiden. Alles in einer Schüssel mischen.
2. Für das Dressing den Schnittlauch waschen und in kleine Röllchen schneiden. Öl mit Essig, 8 Esslöffeln Wasser, Sahne, Pfeffer, Salz und der Hälfte des Schnittlauchs verrühren. Den Salat damit anmachen.
3. Die Zwiebel schälen und fein würfeln. Den Schinken in kleine Würfel schneiden. Die Eier trennen. Eigelb in eine Schüssel geben, Wasser, Salz und den restlichen Schnittlauch zugeben und alles mit einem Schneebesen schaumig schlagen. Eiweiß salzen, steif schlagen, vorsichtig unter das Eigelb heben.
4. Die Butter in einer Pfanne schwach erhitzen. Zwiebel und Schinkenwürfel darin kurz andünsten, dann die Eiermasse eingießen. Die Pfanne mehrmals kurz rütteln, damit das Omelett nicht anbackt. Das Omelett stocken lassen, anschließend in mundgerechte Stücke schneiden und auf dem gemischten Salat verteilen. Sofort servieren.

ZUTATEN

1 Eisbergsalat
1 kleines Bund Rucola
1 kleine Salatgurke
1 Bund Radieschen
1 Frühlingszwiebel
1 kleines Bund Schnittlauch
1 EL Öl
1 EL Essig
2 EL saure Sahne
Pfeffer
Kräutersalz
1 kleine Zwiebel
50 g Rinderschinken
4 Eier
3 EL Mineralwasser
1 EL Butter

## Blumenkohl-Eier-Salat

♦ Eiweiß | 2 Portionen | ⏱ 30 Min.

1. Den Blumenkohl putzen, waschen und in kleine Röschen teilen. Das Gemüse in Salzwasser 15 bis 18 Minuten bissfest garen. Die Röschen aus dem Wasser nehmen.
2. Die Eier hart kochen, mit kaltem Wasser abschrecken, danach pellen und in Scheiben schneiden.
3. Für das Dressing die Zwiebel schälen und sehr fein hacken. Die saure Sahne mit dem Joghurt, Senf, Ketchup und Kräutersalz gut verrühren und die gehackte Zwiebel untermischen.
4. Blumenkohl und Eierscheiben mit der Sauce mischen und mit dem Paprikapulver bestäuben.

ZUTATEN

1 Blumenkohl
Meersalz
4 Eier, 1 Zwiebel
2 EL saure Sahne
125 g Joghurt
1 TL Senf
1 EL Ketchup
Kräutersalz
1 TL Paprikapulver, edelsüß

## Salat Vital mit Käsedressing

ZUTATEN

♦ Eiweiß | 2 Portionen | ⏱ 20 Min.

2 Stauden Chicorée
1 kleiner Kopf Frisée-
salat, 1 kleine Salat-
gurke, 1 Orange
8 Walnusskerne
2 EL ungeschwefelte
Rosinen
80 g Blauschim-
melkäse
1 EL Mayonnaise
150 g Joghurt
Saft von 1 Orange
Kräutersalz
1 Msp. Cayenne-
pfeffer
8 Cocktailtomaten
2 kleine Zweige Dill

1. Den Chicorée der Länge nach halbieren, den Strunk entfernen und den Salat in Streifen schneiden. Den Friséesalat putzen, waschen und in mundgerechte Stücke teilen. Die Gurke schälen, der Länge nach achteln und in kleine Stücke schneiden.
2. Die Orange schälen und das Fruchtfleisch in kleine Würfel schneiden. Die Hälfte der Nüsse grob hacken. Die restlichen Nüsse beiseitestellen. Die Rosinen heiß abspülen und gut abtropfen lassen.
3. Salate, Gurkenstücke, Orangenstücke, gehackte Nüsse und Rosinen in einer Schüssel mischen.
4. Für das Dressing den Blauschimmelkäse mit einer Gabel zerdrücken und mit der Mayonnaise, dem Joghurt und dem Orangensaft verrühren. Mit Kräutersalz und Cayennepfeffer würzig abschmecken und den Salat damit anmachen. Mit den aufgeschnittenen Tomatenhälften, dem Dill und den Walnusskernen garnieren.

## Frischkäsecreme mit Lachs und Pellkartoffeln

ZUTATEN

♦ Kohlenhydrate | 2 Portionen | ⏱ 35 Min.

400 g kleine Pell-
kartoffeln
1 kleine Zwiebel
1 kleines Bund
Schnittlauch
150 g gebeizter
Lachs
100 g Doppelrahm-
frischkäse
200 g Joghurt
Meersalz
2 große Fleisch-
tomaten
Pfeffer

1. Die Kartoffeln in einen Topf geben, mit Wasser bedecken und mit Schale 25 Minuten garen.
2. Die Zwiebel schälen und fein würfeln. Den Schnittlauch waschen, trocken schütteln und in Röllchen schneiden. Einige Zwiebelwürfel und Schnittlauchröllchen beiseitelegen. Den Lachs in feine Würfel schneiden.
3. Den Frischkäse mit dem Joghurt cremig rühren und leicht salzen. Zwiebel, Schnittlauch und Lachswürfel mit dem Frischkäse mischen.
4. Die Tomaten waschen, von den Stielansätzen befreien und in schmale Spalten schneiden. Mit Pfeffer und Salz würzen. Die frisch gekochten Pellkartoffeln abgießen, pellen und zusammen mit der Käsecreme und den Tomatenspalten anrichten. Mit den Zwiebelwürfeln und Schnittlauchröllchen bestreut servieren.

# Zucchini mit gebackenem Schafskäse

♦ Kohlenhydrate | 2 Portionen | ⏱ 25 Min.

ZUTATEN

1. Die Zucchini putzen, waschen und die Früchte in dünne
   Scheiben schneiden. Die Hälfte des Öls in einer beschichteten
   Pfanne erhitzen und die Zucchini darin von allen Seiten
   10 Minuten braten. Mit Pfeffer, Salz und Thymian würzen.
2. Eigelb verquirlen. Schafskäse zuerst im Ei, dann in den Semmelbröseln wenden. Restliches Öl in einer weiteren Pfanne
   erhitzen, Käse darin von beiden Seiten goldbraun backen.
3. Die Tomaten waschen und halbieren. Die Zucchini zusammen mit dem Schafskäse auf zwei Tellern anrichten und mit
   den Tomaten garnieren.

TIPP: Werfen Sie übrig gebliebenes Eiweiß nicht weg, sondern verbrauchen Sie es mit einem kompletten Ei als Rührei für eine der
nächsten Mahlzeiten.

600 g Zucchini
3 EL Öl
Pfeffer
Meersalz
1 TL Thymian,
getrocknet
1 Eigelb
2 Scheiben Schafs-
käse (Feta) am
Stück, à 80 g
2 EL Vollkorn-
semmelbrösel
10 Cocktailtomaten

# Griechischer Salat mit Röstbrot

♦ Kohlenhydrate | 2 Portionen | ⏱ 25 Min.

ZUTATEN

1. Die Zwiebel schälen und grob hacken. Die Gurke schälen
   und das Fruchtfleisch in kleine Stücke schneiden. Die
   Paprikaschote waschen, halbieren, entkernen und klein würfeln. Die Tomate waschen, vom Stielansatz befreien und in
   kleine Stücke schneiden.
2. Zwiebel, Gurke, Paprika und Tomatenwürfel in einer Schüssel mischen. Die Maiskörner unterrühren.
3. Für das Dressing das Basilikum waschen, trocken schütteln
   und die Blättchen fein hacken. Essig, Öl, 7 Esslöffel Wasser,
   Basilikum, Pfeffer und Salz miteinander verrühren, den Salat
   damit anmachen. Den grob zerbröselten Schafskäse darüberstreuen und mit den Oliven garnieren.
4. Die Brote von beiden Seiten dünn mit der Butter bestreichen
   und in der Pfanne knusprig braten. Zusammen mit dem Salat
   servieren.

1 Zwiebel
1 kleine Salatgurke
1 rote Paprikaschote
1 Fleischtomate
3 EL Maiskörner (TK)
1 Zweig Basilikum
1 EL Obstessig
1 EL Olivenöl
Pfeffer, Meersalz
120 g Schafskäse
(Feta)
10 schwarze Oliven
2 kleine Scheiben
Vollkornbrot
2 EL Butter

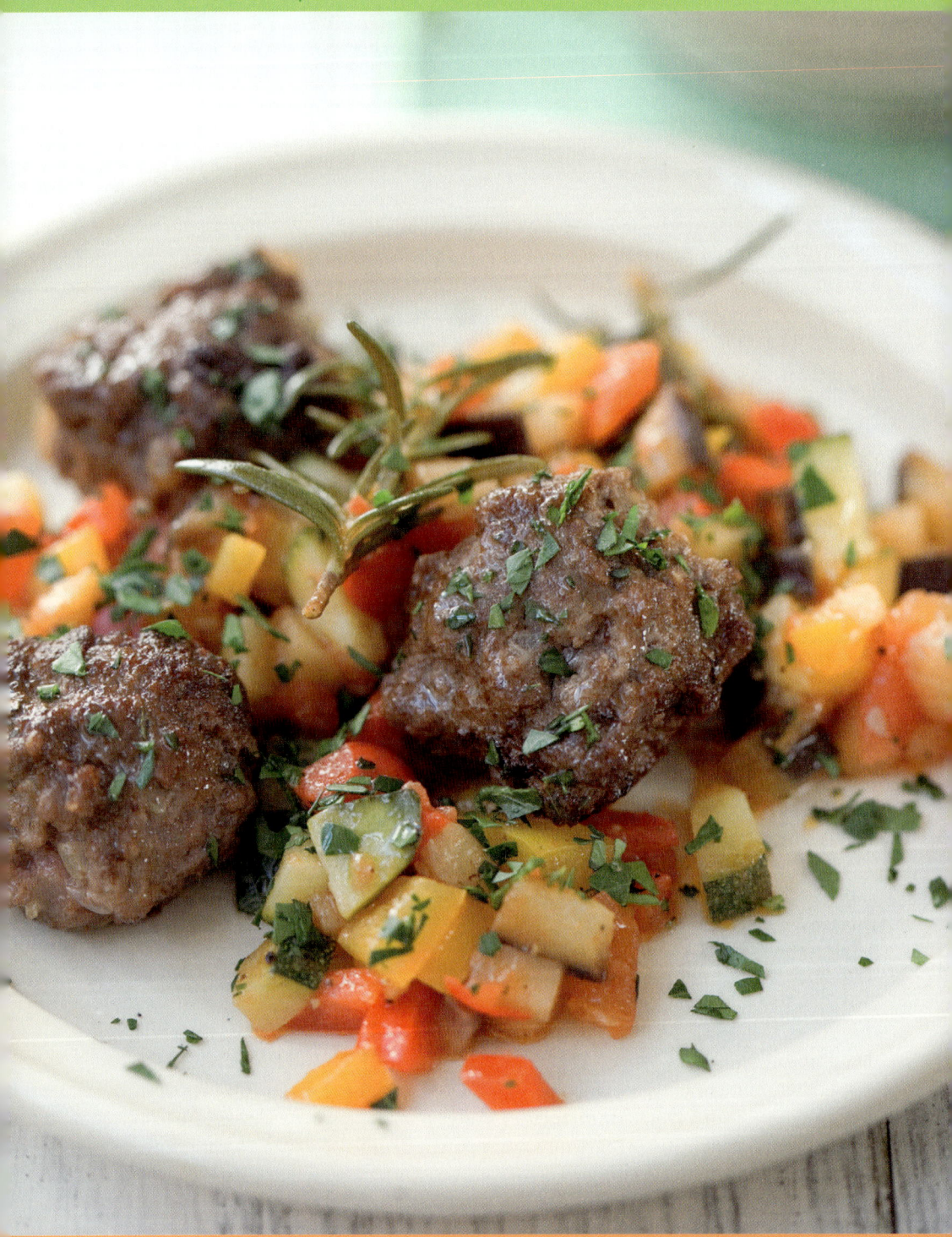

## Kalbsfilet mit fruchtigem Salat

♦ Eiweiß | 2 Portionen | ⏱ 35 Min.

**ZUTATEN**

1. Die Rosinen mit kochendem Wasser übergießen und ziehen lassen. Den Blumenkohl putzen, waschen und in kleine Röschen teilen. Salzwasser zum Kochen bringen. Die Röschen darin in 10 Minuten bissfest garen, aus dem Wasser nehmen.
2. Den Rettich und die Möhren putzen, schälen und raspeln. Den Feldsalat putzen und waschen. Blumenkohlröschen, Rettich- und Möhrenraspel mit dem Feldsalat auf einer Platte anrichten.
3. Saft mit Joghurt verrühren. Rosinen zufügen, mit Salz, Pfeffer und Cayennepfeffer würzen und über die Salate gießen.
4. Das Filet in Medaillons schneiden, das Öl in einer Pfanne erhitzen und das Fleisch darin von jeder Seite 3 bis 4 Minuten braten. Mit Pfeffer und Salz würzen, dann zum Rand schieben.
5. Die Sahne und 3 Esslöffel Wasser in das verbliebene Bratfett einrühren, kurz aufkochen lassen und mit dem Cayennepfeffer würzen. Zusammen mit dem Salat servieren.

3 EL Rosinen
1/2 kleiner Blumenkohl
Meersalz
1 Rettich
2 Möhren
60 g Feldsalat
80 ml frisch gepresster Orangensaft
100 g Joghurt
Pfeffer, Cayennepfeffer
300 g Kalbsfilet
1 EL Öl
5 EL Sahne

## Fleischklößchen mit Ratatouille (Foto)

♦ Eiweiß | 2 Portionen | ⏱ 45 Min.

**ZUTATEN**

1. Für die Ratatouille die Tomaten überbrühen und enthäuten. Anschließend die Stielansätze herausschneiden, entkernen und das Fruchtfleisch in grobe Stücke schneiden.
2. Das übrige Gemüse putzen, waschen und klein würfeln. 1 Esslöffel Öl in einer großen Pfanne erhitzen und das Gemüse darin unter Rühren anbraten.
3. Die Tomatenstücke und die ungeschälten Knoblauchzehen zufügen. Mit Pfeffer, Salz, Rosmarin und Thymian würzen. Bei schwacher Hitze 20 Minuten köcheln lassen.
4. Die Zwiebel schälen und fein würfeln. Petersilie waschen, trocken schütteln und fein hacken. Das Hackfleisch mit den Zwiebelwürfeln, der Petersilie und dem Ei vermischen. Mit Salz, Cayennepfeffer und Thymian würzen.
5. Aus der Masse kleine Kugeln formen und im restlichen heißen Öl braten. Zusammen mit der Ratatouille servieren.

300 g reife Tomaten
1 Aubergine
je 1 rote und gelbe Paprikaschote
1 kleine Zucchini
2 EL Olivenöl
5–6 Knoblauchzehen
Pfeffer, Meersalz
1 Zweig Rosmarin
1 TL Thymian
1 Zwiebel
3 Zweige Petersilie
350 g Rinderhackfleisch, 1 kleines Ei
Cayennepfeffer

## Rinderragout aus dem Römertopf®

♦ Eiweiß  |  2 Portionen  |  🕐 2 1/2 Stunden

4 reife Tomaten
1 Zwiebel
350 g Möhren
300 g Rindfleisch
Pfeffer aus der
Mühle, Meersalz
1 Zweig Thymian
1 Zweig Rosmarin
3–4 Knoblauch-
zehen
100 ml Rotwein
200 ml Gemüse-
brühe, 2 EL Sahne
3 EL gehackte
Petersilie

1. Einen Tontopf einschließlich Deckel 20 Minuten wässern.
2. Die Stielansätze der Tomaten entfernen, Tomaten überbrühen, häuten und grob würfeln. Die Zwiebel schälen und
   würfeln. Die Möhren putzen, waschen und in dünne Scheiben
   schneiden. Das Fleisch in kleine Würfel schneiden.
3. Das Gemüse in einer Schüssel mischen, mit Pfeffer, Salz, Thymian und Rosmarin würzen. Die Hälfte davon zusammen mit
   dem ungeschälten Knoblauch im Tontopf verteilen. Das Fleisch
   auflegen und mit dem restlichen Gemüse bedecken.
4. Mit dem Rotwein und der Brühe auffüllen, den Topf schließen
   und auf den Rost im Backofen (Mitte) stellen. Erst 5 Minuten
   bei 80 °C anheizen, dann bei 250 °C 2 Stunden garen. Rosmarin und Thymian entfernen, die Sahne unter das Ragout ziehen, nachwürzen und mit der Petersilie bestreut servieren.

## Zucchini-Paprika-Ragout mit Hackfleischsauce

♦ Eiweiß  |  2 Portionen  |  🕐 40 Min.

2 Zucchini
2 gelbe Paprika-
schoten
2 EL Olivenöl
Pfeffer
Meersalz
1 Zwiebel
3 Tomaten
300 g Hackfleisch
250 ml Gemüse-
brühe
1 Zweig Rosmarin
3 Zweige Thymian
2 EL saure Sahne

1. Die Zucchini putzen, waschen und in kleine Würfel schneiden. Die Paprikaschoten halbieren, putzen, waschen und in
   schmale Streifen schneiden.
2. 1 Esslöffel Öl in einer Pfanne erhitzen. Zucchini und Paprika
   hinzufügen und unter Wenden anbraten. Mit Pfeffer und Salz
   würzen. Bei schwacher Hitze etwa 10 Minuten dünsten.
3. Für die Sauce die Zwiebel schälen und in kleine Würfel
   schneiden. Die Tomaten kurz überbrühen, häuten und grob
   würfeln. Das restliche Öl in einem Topf erhitzen und die
   Zwiebelwürfel darin glasig dünsten. Das Hackfleisch zugeben
   und unter Rühren anbraten.
4. Die Tomatenstücke unterrühren und mit der Gemüsebrühe
   auffüllen. Mit Pfeffer, Salz, Rosmarin und Thymian würzen
   und zugedeckt 10 Minuten köcheln lassen. Rosmarin und
   Thymian entfernen. Die saure Sahne unterrühren. Zusammen
   mit dem Gemüseragout servieren.

## Hähnchengeschnetzeltes mit Fenchelgemüse

♦ Eiweiß | 2 Portionen | ⏱ 25 Min.

1. Den Fenchel putzen, etwas Fenchelgrün fein hacken und beiseitelegen. Die Knollen halbieren, den mittleren Strunk herausschneiden und die Fenchelhälften in Würfel schneiden.
2. Die Butter in einem Topf schmelzen lassen und die Fenchel-
   würfel darin unter Wenden anbraten. Die Brühe angießen,
   den Käse unterrühren und das Gemüse zugedeckt 8 bis
   10 Minuten köcheln lassen.
3. Die Champignons putzen und dünn schneiden. Das Hähn-
   chenfleisch waschen, trocken tupfen und in Streifen schneiden.
4. Das Öl in einer Pfanne erhitzen und das Fleisch darin von allen
   Seiten kräftig anbraten. Die Champignonscheiben zufügen
   und alles unter Rühren kurz schmoren lassen. Die Sahne einrühren, dann 1/8 Liter Wasser zugießen. Einige Minuten
   köcheln lassen. Mit Pfeffer, Salz und Curry würzen. Mit
   Fenchelgrün garniert zusammen mit dem Gemüse servieren.

### ZUTATEN

2 Fenchelknollen
1 EL Butter
100 ml Gemüse-
brühe
25 g Schmelzkäse
150 g Champignons
300 g Hähnchen-
brust
1 EL Öl
50 ml Sahne
Pfeffer
Kräutersalz
1–2 TL Curry

## Gegrilltes Hähnchen mit Krautsalat

♦ Eiweiß | 2 Portionen | ⏱ 50 Min.

1. Das Hähnchen in vier Teile schneiden, waschen und mit
   Küchenpapier abtrocknen. Salz, Thymian und Paprikapulver
   mischen und die Hähnchenteile damit einreiben. Den Backofen auf 180 °C vorheizen.
2. 1/2 Tasse Wasser in das Backblech gießen und das Fleisch mit
   der Hautseite nach oben in das Wasser legen. Im Backofen
   etwa 45 Minuten braten. Zwischendurch mit dem auslaufen-
   den Fett bestreichen.
3. Den Kohlkopf vierteln, den harten Strunk herauslösen und
   das Kraut in schmale Streifen raspeln. Die Zwiebel schälen
   und fein hacken. Mit Salz und Kümmel bestreuen und alles
   kräftig stampfen, damit das Kraut etwas mürbe wird.
4. Joghurt mit der sauren Sahne, Essig und Öl verrühren, unter
   das Kraut mischen und kurze Zeit ziehen lassen. Zusammen
   mit dem Grillhähnchen servieren.

### ZUTATEN

1 Hähnchen
Meersalz
1 TL getrockneter
Thymian
2 TL Paprikapulver,
edelsüß
1 Kopf Weißkraut
1 Zwiebel
1–2 TL Kümmel
150 g Joghurt
80 g saure Sahne
1 EL Essig
1 EL Öl

# Putenschnitzel mit Butterspargel

**ZUTATEN**

♦ Eiweiß | 2 Portionen | ⏱ 35 Min.

600 g frischer
Spargel
Meersalz
4 TL Öl
1 TL Honig
2 Putenschnitzel
à 180 g
Pfeffer
15 g Butter
2 EL gehackte
Petersilie

1. Den Spargel schälen und die holzigen Enden etwa 2 Zentimeter breit abschneiden. Den Spargel in einen Topf geben und mit Wasser bedecken. Salz, 1 Teelöffel Öl und Honig zufügen, alles aufkochen und im geschlossenen Topf bei geringer Hitze 15 bis 18 Minuten köcheln lassen.
2. Die Putenschnitzel waschen, mit Küchenpapier trocken tupfen, mit Pfeffer und Salz würzen. Das restliche Öl in einer beschichteten Pfanne erhitzen. Das Fleisch darin von jeder Seite bei mittlerer Hitze 4 bis 5 Minuten braun braten.
3. Den gegarten Spargel aus dem Sud nehmen und auf einer Platte anrichten. Die Butter in einer Pfanne leicht bräunen und den Spargel damit begießen. Mit der gehackten Petersilie bestreuen. Zusammen mit den Putenschnitzeln servieren.

# Hawaiischnitzel mit fruchtigem Chicoréesalat

**ZUTATEN**

♦ Eiweiß | 2 Portionen | ⏱ 30 Min.

2 Stauden Chicorée
1 Fenchelknolle
1 kleine Ananas
1 haselnussgroßes
Stück Ingwer
100 g Joghurt
1 EL Zitronensaft
5 EL Orangensaft
1 EL Rosinen
1/2 TL Honig
1/2 TL Kardamom
1 TL Butter, 2 Puten-
schnitzel à 180 g
Pfeffer, Meersalz
1 EL Sonnenblumenöl
2 Scheiben Rinder-
schinken, 60 g Käse

1. Chicorée waschen, halbieren, den mittleren Strunk herausschneiden und die Hälften in feine Streifen schneiden. Fenchel putzen und würfeln. Etwas Fenchelgrün beiseitelegen.
2. Die Ananas schälen, halbieren, vom harten Strunk befreien, vier halbe Scheiben abschneiden und den Rest in kleine Stücke schneiden. Den Ingwer schälen und sehr fein hacken.
3. Joghurt mit dem Zitronensaft, Orangensaft, Rosinen, Honig, Salz, Kardamom und Ingwer verrühren. Das Dressing über den Salat geben und mit dem Fenchelgrün garnieren.
4. Die Butter in einer kleinen Pfanne schmelzen lassen und die Ananasscheiben darin von beiden Seiten kurz dünsten.
5. Die Putenschnitzel mit Pfeffer und Salz würzen. Das Öl in einer Pfanne erhitzen und die Putenschnitzel darin 3 bis 4 Minuten braten, dann wenden, mit dem Schinken, den Ananasscheiben und dem Käse belegen. Die Pfanne mit einem Deckel schließen und bei geringer Hitze braten, bis der Käse geschmolzen ist. Zusammen mit dem Chicoréesalat servieren.

## Bratwurst mit Selleriesalat

♦ Eiweiß | 2 Portionen | ⏱ 35 Min.

1. Den Sellerie waschen, mit Wasser knapp bedecken und zugedeckt in 20 Minuten nicht zu weich kochen. Anschließend
   auskühlen lassen, schälen und grob raspeln.
2. Die Zwiebel schälen und fein hacken. Für das Dressing den
   Essig mit 1 Esslöffel Öl, 6 Esslöffeln Wasser, Senf und Sahne
   kräftig verrühren. Die Zwiebelwürfel untermischen und die
   Sauce mit Pfeffer und Salz würzen.
3. Die Sauce mit den Sellerieraspeln mischen, in eine Schüssel
   geben, mit dem Paprikapulver bestäuben und mit der gehackten Petersilie bestreuen.
4. Das restliche Öl in einer Pfanne erhitzen und die Bratwürste
   darin von allen Seiten braun braten. Die Bratwürste zusammen mit dem Salat servieren.

1 mittelgroße
Sellerieknolle
1 Zwiebel
1 EL weißer Bal-
samico-Essig
1 1/2 EL Öl
1 TL Senf, 4 EL Sahne
Pfeffer, Kräutersalz
1 TL Paprikapulver,
edelsüß
2 EL gehackte
Petersilie
4 Geflügelbrat-
würste

## Lammkotelett mit Grilltomaten

♦ Eiweiß | 2 Portionen | ⏱ 30 Min.

1. Den Knoblauch schälen und durch eine Presse drücken.
   Petersilie waschen, trocken schütteln und fein hacken. Beides
   zusammen mit Salz, Rosmarin und Oregano mischen.
2. Die Tomaten waschen und die Oberseite der Tomaten mit
   einem scharfen Messer großzügig über Kreuz einschneiden.
   Die Haut vorsichtig aufklappen und etwas Fruchtfleisch mit
   einem Löffel herausnehmen. Dieses in eine kleine Auflaufform geben, mit Pfeffer und Salz würzen und die Sahne
   unterrühren. Den Backofen auf 180 °C vorheizen.
3. Die Würzmischung portionsweise in die Tomaten füllen und
   leicht andrücken. Die Tomaten mit dem Stielansatz nach unten in die Form setzen. Im Backofen 15 bis 18 Minuten gril-
   len, bis die Tomatenhaut leicht braun wird.
4. Die Lammkoteletts kalt abwaschen und mit Küchenpapier
   trocknen. Mit Pfeffer, Salz und Thymian würzen. Das Öl in
   einer Pfanne erhitzen und die Koteletts von jeder Seite 3 bis
   4 Minuten braten. Zusammen mit den Grilltomaten servieren.

2 Knoblauchzehen
4 Zweige Petersilie
Meersalz
1 TL gerebelter
Rosmarin
1 TL gerebelter
Oregano
6 Tomaten
2 EL Sahne
6 Lammkoteletts
1 TL getrockneter
Thymian
2 EL Olivenöl

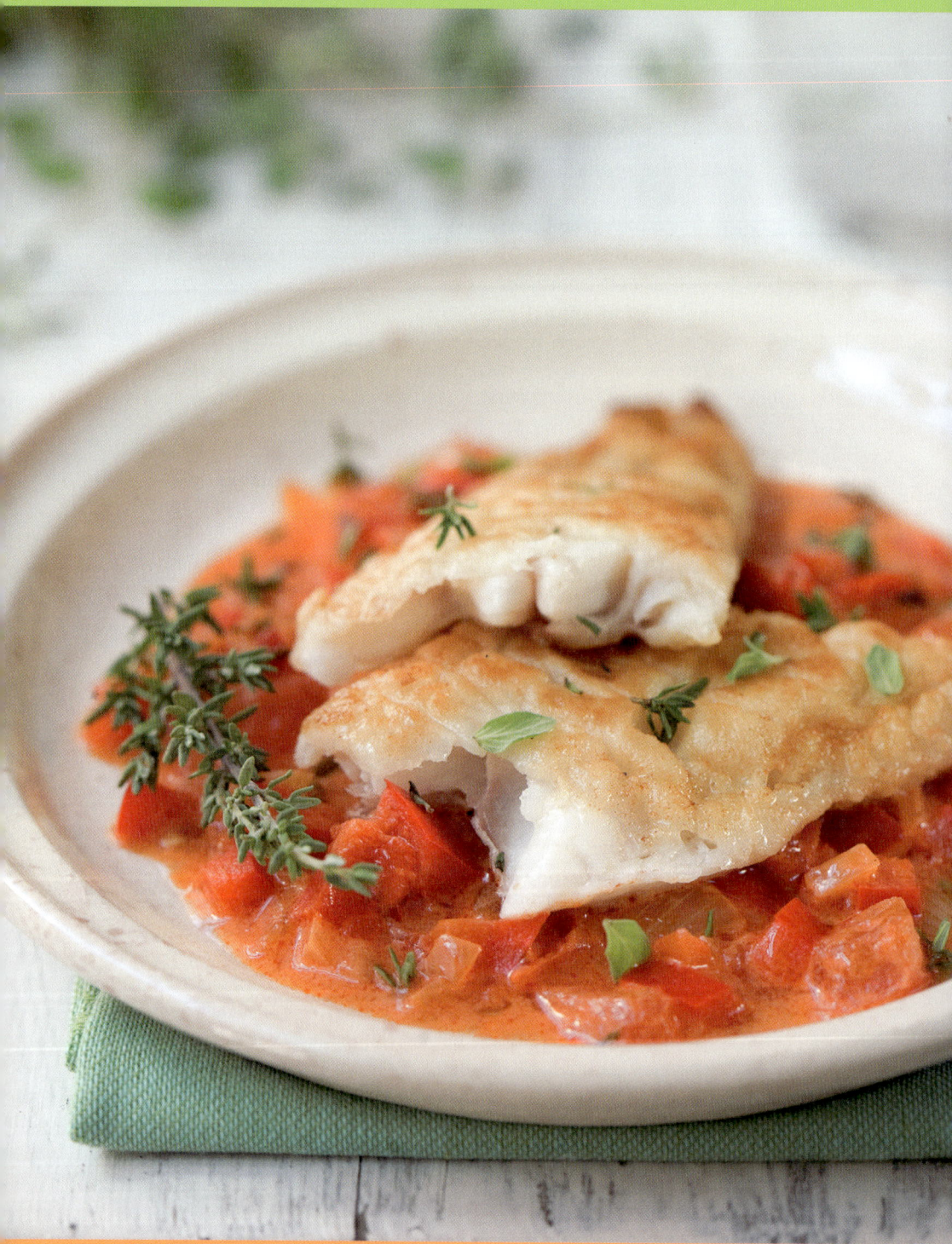

Fischfilets mit scharfer Tomatensauce

## Fischfilets mit scharfer Tomatensauce (Foto)

◆ Eiweiß | 2 Portionen | ⏲ 35 Min.

1. Die Stielansätze der Tomaten entfernen, Tomaten überbrühen, häuten und grob würfeln. Die Paprikaschote halbieren, putzen, waschen und in kleine Würfel schneiden.
2. Den Knoblauch und die Zwiebel schälen und beides fein würfeln. Die Würfel in einem Topf mit Öl bei schwacher Hitze glasig dünsten.
3. Die Paprikawürfel zugeben und unter Rühren braten. Die Tomatenstücke und Tomatenmark zufügen, mit den Kräutern, dem Paprikapulver und Sambal Oelek würzen, dann mit der Brühe auffüllen. Zugedeckt bei schwacher Hitze etwa 20 Minuten köcheln lassen.
4. In der Zwischenzeit die Fischfilets mit Salz und Pfeffer würzen. Das Öl in einer Pfanne erhitzen und den Fisch darin bei mittlerer Hitze von beiden Seiten jeweils 4 bis 5 Minuten braten. Die Tomatensauce mit der Sahne verfeinern, mit Salz abschmecken und zusammen mit dem Fisch anrichten.

4 Tomaten
1 rote Paprikaschote
1 Knoblauchzehe
1 Zwiebel, 1 TL Öl
1 EL Tomatenmark
je 1 Zweig Thymian
und Oregano
1 TL Paprikapulver
1 TL Sambal Oelek
150 ml Gemüse-
brühe
2 Fischfilets à 200 g
(Kabeljau, Rotbarsch
oder Scholle)
Meersalz, Pfeffer
1 EL Öl, 1 EL Sahne

## Fischfilets in Folie mit Romana-Salat

◆ Eiweiß | 2 Portionen | ⏲ 35 Min.

1. Den Backofen auf 200 °C vorheizen. Vom Salat vier Blätter waschen und trocken schütteln. Zwei ausreichend große Stücke Alufolie zuschneiden und mit je einem Salatblatt belegen.
2. Fisch waschen, mit Küchenpapier abtrocknen und je ein Filet auf ein Salatblatt legen. Pfeffern und salzen und mit einer Zitronenscheibe belegen. Mit den restlichen Salatblättern abdecken, die Folie verschließen, im Ofen 20 bis 25 Minuten garen.
3. Den restlichen Salat putzen, waschen und in mundgerechte Stücke zerpflücken. Die Zwiebel schälen, fein hacken, mit dem Zitronensaft, Öl, 6 Esslöffeln Wasser, Stevia bzw. Apfeldicksaft, Pfeffer und Salz verrühren. Das Dressing über den Salat träufeln und mit der gehackten Petersilie bestreuen.
4. Den Fisch aus dem Ofen nehmen und vorsichtig die Folie entfernen. Den Fisch zusammen mit dem Salat servieren.

1 Romana-Salat
2 Fischfilets à 200 g
(Kabeljau, Rotbarsch
oder Schellfisch)
Pfeffer, Meersalz
2 Zitronenscheiben
1 kleine Zwiebel
2 EL Zitronensaft
1 EL Öl
6 Tropfen Stevia
(siehe Seite 140)
oder 1 TL Apfeldick-
saft
3 EL Petersilie

## Lachsforelle mit Blattsalat

### ZUTATEN

1 Suppengrün
1 1/2 l Gemüsebrühe
3 Zitronenscheiben
Meersalz
1 Lorbeerblatt
1 große Lachsforelle
4 EL süße Sahne
2 EL Meerrettich
(Glas), 1 Kopfsalat
1 Bund Salatkräuter
100 g Joghurt
1 EL Himbeeressig
Pfeffer
6 Tropfen Stevia
(siehe Seite 140)
oder 1 TL Ahornsirup
3 EL gehackte
Petersilie

♦ Eiweiß | 2 Portionen | ⏱ 35 Min.

1. Das Suppengrün putzen, waschen und in Stücke schneiden.
2. Die Brühe in einem Bräter zum Kochen bringen. Das vorbereitete Gemüse sowie die Zitronenscheiben, Salz und Lorbeerblatt in den Sud geben und einige Minuten köcheln lassen.
3. Die ausgenommene Forelle waschen, in den Gemüsesud legen und zugedeckt bei schwacher Hitze in 25 Minuten gar ziehen lassen. Die Sahne schlagen und mit dem Meerrettich vermischen.
4. Den Salat putzen, waschen und in mundgerechte Stücke zerpflücken. Die Kräuter waschen, trocken schütteln und hacken. Joghurt mit Essig, 6 Esslöffeln Wasser und den Kräutern vermischen. Alles mit Pfeffer, Salz und Stevia abschmecken. Das Dressing über den Salat geben und mit der Petersilie bestreuen.
5. Die Forelle aus dem Sud nehmen, mit dem Meerrettichrahm anrichten und zusammen mit dem Salat servieren.

TIPP: Grüne Blattsalate enthalten fast alle einen opiatähnlichen Milchsaft, der beruhigend auf das vegetative Nervensystem wirkt.

## Schwertfischsteak mit marinierten Zucchini

### ZUTATEN

600 g Zucchini
Meersalz
1–2 Knoblauchzehen
2 Zweige Thymian
1–2 EL Obstessig
2 EL Olivenöl
2 Scheiben Schwertfisch à 200 g
1 EL Butter

♦ Eiweiß | 2 Portionen | ⏱ 25 Min.

1. Die Zucchini putzen, waschen und im Ganzen etwa 8 bis 10 Minuten in leicht gesalzenem Wasser kochen. Dann abkühlen lassen und in dünne Scheiben schneiden.
2. Knoblauch schälen und durch eine Presse drücken. Thymian waschen, trocken schütteln und die Blättchen abzupfen.
3. Für die Marinade den Essig, Öl, 5 Esslöffel Wasser, Salz, Knoblauch und Thymian verrühren. Die Zucchinischeiben auf einer Platte anrichten und in der Sauce marinieren.
4. Den Fisch waschen, mit Küchenpapier abtrocknen und salzen. Die Butter in einer Pfanne schmelzen lassen und den Fisch darin bei mittlerer Hitze von beiden Seiten je 3 bis 4 Minuten braten. Zusammen mit den marinierten Zucchini servieren.

# Lachskotelett mit Gurkengemüse in Dillrahm

♦ Eiweiß | 2 Portionen | ⏱ 35 Min.

1. Die Zwiebel schälen und fein hacken. Die Gurke schälen, halbieren und in Würfel schneiden. Den Dill waschen, trocken schütteln und fein hacken. Einige Dillfähnchen beiseitelegen.
2. Die Lachskoteletts kurz waschen, trocken tupfen und salzen. Die Hälfte des Öls in einer Pfanne erhitzen und den Fisch von jeder Seite etwa 5 bis 7 Minuten braten.
3. Das restliche Öl in einer zweiten Pfanne erhitzen und die Zwiebel darin glasig dünsten. Die Gurkenwürfel zugeben, mit Pfeffer und Salz würzen und unter gelegentlichem Umrühren 6 bis 8 Minuten schmoren lassen.
4. Sahne, Käse und Dill unterrühren und 50 Milliliter Wasser zugießen. 2 Minuten köcheln lassen. Mit Pfeffer und Salz würzen. Gurkengemüse zusammen mit dem Fisch servieren. Mit Dill garnieren.

**ZUTATEN**

1 Zwiebel
1 große Salatgurke
1 Bund Dill
2 Lachskoteletts
à 180 g
Meersalz
2 EL Öl
Pfeffer
Sahne
25 g Schmelzkäse

# Lachsstreifen auf Gemüsesalat

♦ Eiweiß | 2 Portionen | ⏱ 30 Min.

1. Den Brokkoli putzen, waschen und in kleine Röschen teilen. Die Stiele schälen und in kleine Stücke schneiden. In Salzwasser 8 bis 10 Minuten bissfest garen, herausnehmen.
2. Vom Rucola die Stiele entfernen, den Salat putzen und beides in mundgerechte Stücke zupfen. Tomaten waschen und in Scheiben schneiden. Salatzutaten in einer Schüssel mischen.
3. Für das Dressing die Petersilie waschen, trocken schütteln und fein hacken. Die Zwiebel schälen und fein würfeln. Den Essig mit 1 Esslöffel Öl, Brokkolikochwasser und der sauren Sahne verrühren. Pfeffer, Salz, Petersilie und Zwiebel unterrühren und den Salat damit anmachen.
4. Den Lachs abbrausen, mit Küchenpapier trocknen und in 4 Zentimeter breite Streifen schneiden. Mit Salz und Pfeffer würzen. Das restliche Öl in einer Pfanne erhitzen und den Fisch darin von beiden Seiten je 3 Minuten braten. Den Salat auf zwei Teller verteilen und den Lachs darauf anrichten.

**ZUTATEN**

250 g Brokkoli
Meersalz
1/2 Bund Rucola
1 Kopf Eichblattsalat
3 Tomaten,
1/2 kleines Bund
Petersilie
1 kleine Zwiebel
1 EL weißer Balsamico-Essig
2 EL Öl
8 EL Brokkolikochwasser
2 EL saure Sahne
Pfeffer
2 Lachsfilets à 200 g

## Scampi mit Gemüse aus dem Wok

**ZUTATEN**

♦ Eiweiß | 2 Portionen | ⏱ 20 Min.

1 Zwiebel
1 Stange Lauch
2 Paprikaschoten
200 g Austernpilze
1 EL Öl
200 g rohe Scampi
oder Krabben
2 EL Sojasauce
1/2 TL Sambal Oelek
einige Zweige
Koriander

1. Die Zwiebel schälen und grob hacken. Den Lauch putzen, längs halbieren, gründlich waschen und in dünne Ringe schneiden.
2. Die Paprikaschoten halbieren, putzen, waschen und fein würfeln. Die Pilze säubern und in schmale Streifen schneiden. Alles in kochendem Wasser 2 Minuten blanchieren, in ein Sieb geben und gut abtropfen lassen.
3. Den Wok heiß werden lassen und das Öl darin erhitzen. Scampi zufügen und bei starker Hitze 1 Minute scharf anbraten.
4. Das blanchierte Gemüse zugeben und weitere 3 bis 4 Minuten unter Rühren braten. Mit Sojasauce und Sambal Oelek würzen. Mit dem Koriander garniert servieren.

## Bouillabaisse

**ZUTATEN**

♦ Eiweiß | 2 Portionen | ⏱ 55 Min.

200 g Fischreste
1 Kräutersträußchen
(Petersilie, Rosma-
rin und Thymian)
ein Stück unbehan-
delte Orangenschale
1 Lorbeerblatt
1 Döschen Safran
Meersalz
300 g Fischfilets
(z. B. Rotbarsch,
Seeteufel oder
Scholle)
2 Tomaten
1 Stange Lauch
1 Zwiebel, 2 Möhren
1 TL Olivenöl
1/2 TL Sambal Oelek
1 Zweig Petersilie

1. Fischreste säubern, in einen Topf mit 1/2 Liter Wasser geben, das Kräutersträußchen, die Orangenschale, das Lorbeerblatt und den Safran hineingeben, salzen und die Suppe 30 Minuten köcheln lassen. Anschließend durch ein Sieb geben, die Brühe dabei auffangen.
2. Die Fischfilets säubern, mit Küchentuch trocken tupfen und in Würfel schneiden.
3. Die Stielansätze der Tomaten entfernen, Tomaten überbrühen, häuten und grob würfeln. Den Lauch putzen, gründlich waschen und in dünne Scheiben schneiden. Die Zwiebel schälen und fein würfeln. Die Möhren putzen, waschen und würfeln.
4. Das Öl in einem Topf erhitzen und die Zwiebel darin bei schwacher Hitze glasig werden lassen. Lauch und Möhren zufügen und unter Rühren leicht anbraten. Tomatenwürfel und Sambal Oelek dazugeben und unterrühren. Das Gemüse mit der Fischbrühe ablöschen und die Suppe zugedeckt 10 Minuten köcheln lassen.
5. Fischwürfel in die leicht kochende Suppe geben und 10 Minuten ziehen lassen. Mit der Petersilie garnieren.

## Matjes Hausfrauenart mit Pellkartoffeln

♦ Kohlenhydrate | 2 Portionen | ⏱ 35 Min. |
Ziehzeit: 24–48 Stunden

ZUTATEN

1. Die Zwiebeln schälen und in dünne Ringe schneiden. Den Apfel schälen, vierteln, das Kerngehäuse herausschneiden und die Frucht in dünne Spalten schneiden. Den Dill waschen, trocken schütteln und fein hacken.
2. Die Sahne mit 120 Milliliter Wasser und dem Essig vermischen. Das Lorbeerblatt, die Wacholderbeeren, die Rosinen, den Dill, die Zwiebelringe und die Apfelspalten hinzufügen und alles etwa 24 bis 48 Stunden ziehen lassen.
3. Am nächsten Tag Lorbeer entfernen und saure Sahne unter- mischen. Matjes zu Apfelspalten und Zwiebelringen legen.
4. Die Kartoffeln waschen und mit Schale 20 bis 25 Minuten garen. Den Fisch mit der Sahnesauce zusammen mit den heißen Pellkartoffeln servieren.

1 Zwiebel
1 großer mürber Apfel
1 kleines Bund Dill
6 EL Sahne
1 EL Obstessig
1 Lorbeerblatt
5 Wacholderbeeren
1 EL Rosinen
2 EL saure Sahne
6 Matjesfilets
400 g kleine Kartoffeln

TIPP: Essen Sie dazu einen Bohnen-Mais-Salat (siehe Seite 87).

## Bratkartoffeln mit Lachstatar und Blattsalat

♦ Kohlenhydrate | 2 Portionen | ⏱ 25 Min.

ZUTATEN

1. Die Kartoffeln pellen und in dünne Scheiben schneiden. Die Hälfte des Öls in einer Pfanne erhitzen, Kartoffelscheiben zu- fügen, mit Pfeffer und Salz würzen und rundum anbraten.
2. Für das Lachstatar die Zwiebel schälen und fein hacken. Petersilie waschen, trocken schütteln und die Blättchen fein hacken. Den Lachs in sehr kleine Würfel schneiden.
3. Aus 1 Esslöffel Essig, Senf, Meerrettich und 4 Esslöffeln Was- ser eine Sauce rühren. Zwiebelwürfel und die Hälfte der Petersilie unterrühren und alles mit dem Lachs vermischen.
4. Salat putzen, waschen, abtropfen lassen und in mundgerechte Stücke zerpflücken. Salatblätter dekorativ auf einer Platte an- richten, mit dem restlichen Essig und Öl beträufeln. Leicht salzen, pfeffern und mit der restlichen Petersilie bestreuen. Zusammen mit Bratkartoffeln und Lachstatar servieren.

400 g gegarte Pellkartoffeln
2 EL Öl
Pfeffer, Meersalz
1 kleine Zwiebel
1 kleines Bund Petersilie
200 g gebeizter Lachs
2 EL Obstessig
1 TL mittelscharfer Senf, 1 TL Meerret- tich (Tube)
1 Kopfsalat

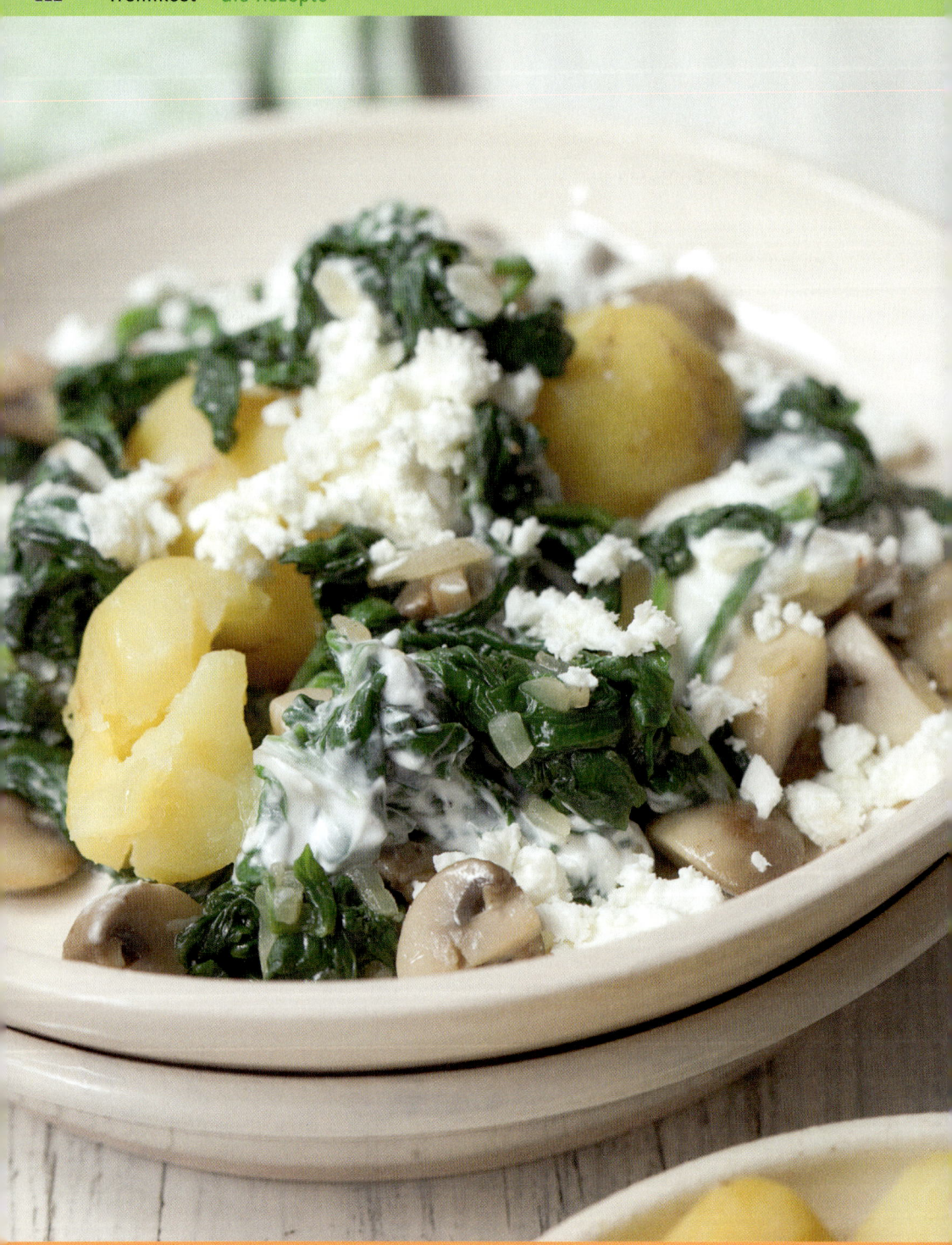

Pellkartoffeln mit griechischem Spinatsalat

## Grüner Spargel mit Salzkartoffeln

♦ Kohlenhydrate  |  2 Portionen  |  ⏲ 40 Min.

1. Die unteren Enden des Spargels abbrechen und für eine Suppe beiseitelegen. Den oberen Spargel in etwa 5 bis 6 Zentimeter lange Stücke schneiden. Den Knoblauch in Zehen zerlegen.
2. Die Kartoffeln waschen, schälen und vierteln. Mit Salzwasser knapp bedecken und zugedeckt in 20 bis 25 Minuten weich kochen. Anschließend das Wasser abgießen.
3. Das Öl in einer Pfanne erhitzen. Den ungeschälten Knoblauch und die Spargelstücke zufügen. Alles bei mittlerer Hitze unter Rühren anbraten, bis die Spargelstücke leicht braun sind. Mit Pfeffer und Salz würzen.
4. Die Kartoffelstärke in 150 Milliliter kaltem Wasser auflösen, mit dem Brühpulver würzen und unter kräftigem Rühren aufkochen lassen. Die Sauce vom Herd nehmen, Crème fraîche unterrühren und mit Pfeffer und Salz abschmecken.
5. Die Kartoffeln zusammen mit dem Spargel und der Sauce anrichten. Mit dem Parmesan und der Petersilie bestreuen.

**ZUTATEN**

600 g grüner Spargel
1 kleine Knolle Knoblauch
400 g Kartoffeln
Meersalz
1 1/2 EL Olivenöl
Pfeffer
2 leicht gehäufte EL Kartoffelstärke
1 TL Gemüsebrühe
2 EL Crème fraîche
1 EL geriebener Parmesankäse
2 EL gehackte Petersilie

## Pellkartoffeln mit griechischem Spinatsalat (Foto)

♦ Kohlenhydrate  |  2 Portionen  |  ⏲ 45 Min.

1. Den Spinat putzen, waschen und die harten Stiele entfernen. Die Blätter tropfnass in einen Topf geben und zugedeckt bei mittlerer Hitze 3 bis 5 Minuten in sich zusammenfallen lassen.
2. Zwiebel und Knoblauchzehen schälen und beides fein würfeln. Die Pilze putzen und in Würfel schneiden. Das Öl in einer Pfanne erhitzen. Zwiebel, Knoblauch und Pilze darin unter Rühren braten. Den Spinat zugeben und unterrühren. Eventuell austretende Flüssigkeit abgießen.
3. Den Schafskäse zerbröseln. Zusammen mit dem Joghurt und der Crème fraîche unter den Spinat rühren. Mit Pfeffer und Salz abschmecken und kurze Zeit ziehen lassen.
4. Die Kartoffeln mit Schale 25 Minuten garen, dann abgießen, pellen und zusammen mit dem Spinatsalat servieren.

**ZUTATEN**

600 g Spinat
1 Zwiebel,
2–3 Knoblauch-zehen
200 g Champignons
1 EL Olivenöl
150 g Schafskäse (Feta), in Lake
150 g griechischer Joghurt
1 EL Crème fraîche
Pfeffer, Salz
400 g kleine Kartoffeln

## Gratinierte Käsekartoffeln

◆ Kohlenhydrate | 2 Portionen | ⏱ 35 Min. | Backzeit: 18 Min.

2 Kartoffeln à 200 g
1 Zwiebel
200 g Champignons
2 EL Butter
Pfeffer
Meersalz
2 Scheiben Greyer-
zer Käse à 30 g
2 EL saure Sahne
1 TL Kümmel
4 Tomaten
2 Zweige Basilikum

1. Die Kartoffeln waschen, in einen Topf mit Wasser geben und mit Schale in etwa 30 Minuten garen.
2. Die Zwiebel schälen und fein hacken. Die Pilze putzen und in kleine Würfel schneiden. Die Butter in einer Pfanne zerlassen, Zwiebel und Pilzwürfel darin unter Rühren kräftig braten. Mit Pfeffer und Salz würzen. Den Backofen auf 180 °C vorheizen.
3. Die Kartoffeln der Länge nach halbieren und mit einem Tee-löffel aushöhlen. Das Zwiebel-Pilz-Gemisch in die Kartoffeln füllen und mit dem Käse belegen. Die Kartoffeln auf ein Back-blech setzen und im Backofen etwa 15 Minuten überbacken.
4. Das ausgehöhlte Kartoffelfleisch mit einer Gabel zerdrücken. Die saure Sahne unterrühren, mit Kümmel und Salz würzen und zu zwei flachen Fladen formen. Im restlichen Bratfett von beiden Seiten braten.
5. Die Tomaten waschen und in schmale Spalten schneiden. Basilikum waschen, trocken schütteln und grob hacken. Tomaten mit den Kartoffeln und den Kartoffelfladen mit dem gehackten Basilikum bestreut servieren.

## Röstkartoffeln mit Tomaten und Mozzarella

◆ Kohlenhydrate | 2 Portionen | ⏱ 25 Min.

400 g Kartoffeln
3 EL Öl
Pfeffer
Paprikapulver,
edelsüß
Meersalz
4 Zweige Basilikum
2 große Fleisch-
tomaten
150 g Mozzarella

1. Die Kartoffeln schälen und in dünne Scheiben hobeln.
2. In einer Pfanne 2 Esslöffel Öl erhitzen und die Kartoffelschei-ben darin 3 Minuten anbraten. Mit Pfeffer, Paprika und Salz würzen. Zugedeckt bei geringer Hitze etwa 15 Minuten bra-ten. Zwischendurch umrühren. Den Deckel entfernen und die Kartoffeln unter Wenden weitere 5 Minuten rösten.
3. Basilikum waschen, trocken schütteln und die Stiele entfernen. Die Tomaten waschen und in dünne Scheiben schneiden. Den Mozzarella ebenfalls in Scheiben schneiden.
4. Tomaten und Mozzarella auf Tellern anrichten, das restliche Öl daraufträufeln, mit Pfeffer und Salz würzen und mit Basi-likum garnieren. Zusammen mit den Kartoffeln servieren.

## Folienkartoffeln mit Käse-Kräuter-Sauce

♦ Kohlenhydrate  |  2 Portionen  |  ⏱ 25 Min.

1. Den Backofen auf 200 °C vorheizen. Die Kartoffeln in Alufolie einwickeln und im heißen Backofen etwa 15 Minuten backen.
2. Für die Käse-Kräuter-Sauce die Kräuter waschen, trocken schütteln und fein hacken. Den Ziegenfrischkäse mit der Gabel zerdrücken und mit dem Joghurt verrühren. Die Kräuter unterrühren. Mit Pfeffer und Salz würzen.
3. Die Gurke schälen, in 1/2 Zentimeter dicke Scheiben schneiden und mit Salz bestreuen.
4. In die Folienkartoffeln einen Schnitt machen, aber nicht ganz durchschneiden. Die Kartoffeln leicht auseinanderdrücken und mit der Käse-Kräuter-Sauce füllen. Zusammen mit den Gurkenscheiben servieren.

2 große gekochte
Pellkartoffeln
je 1 kleines Bund
Dill, Petersilie,
Schnittlauch, Sauer-
ampfer, Kerbel
100 g Ziegenfrisch-
käse oder Ziegen-
käserolle
250 g Joghurt
Pfeffer

Kräutersalz
1 große Salatgurke

## Blechkartoffeln mit Roter Bete und Knoblauchdip

♦ Kohlenhydrate  |  2 Portionen  |  ⏱ 35 Min.

1. Die Kartoffeln waschen, ungeschält in Schnitze schneiden und auf ein Backblech legen. Die Schnittflächen mit dem Öl bestreichen und mit Salz und Pfeffer würzen. Im Backofen bei 180 °C etwa 30 bis 35 Minuten knusprig backen. Zwischendurch wenden.
2. Die Rote Bete schälen und in kleine Würfel schneiden. Den Apfel waschen, vierteln, entkernen, klein würfeln und mit der Roten Bete mischen.
3. Für die Sauce den Obstessig mit 3 Esslöffeln Wasser, Salz, Kümmel und Honig verrühren. Die Sauce mit dem Salat vermischen und die gehackten Nüsse darüberstreuen.
4. Für den Dip den Knoblauch schälen und fein hacken. Die saure Sahne mit dem Joghurt cremig rühren, leicht salzen und den Knoblauch untermischen. Die Blechkartoffeln zusammen mit dem Knoblauchdip und dem Rote-Bete-Salat servieren.

400 g Kartoffeln
2 EL Öl
Meersalz, Pfeffer
4 Knollen gekochte
Rote Beete
1 mürber Apfel
2 EL Obstessig
1 TL Kümmel
1 TL Honig
1 EL gehackte
Walnusskerne
2 Knoblauchzehen
5 EL saure Sahne
125 g Joghurt
Kräutersalz

## Kartoffel-Bohnen-Gemüse mit Salami

ZUTATEN

♦ Kohlenhydrate | 2 Portionen | ⏱ 35 Min.

80 g Rindersalami
1 Zwiebel
400 g Kartoffeln
600 g grüne Bohnen
1 EL Sonnen-
blumenöl
250 ml Gemüse-
brühe
1 Zweig Bohnen-
kraut
Pfeffer
Meersalz

1. Die Salami in kleine Würfel schneiden. Die Zwiebel schälen und fein hacken. Die Kartoffeln waschen, schälen und fein würfeln. Die Bohnen putzen, waschen und in etwa 3 Zentimeter lange Stücke schneiden.
2. Das Öl in einem Topf erhitzen und die Zwiebel darin glasig dünsten. Kartoffelwürfel und Bohnenstücke zufügen und unter Rühren bei starker Hitze 3 bis 5 Minuten braten.
3. Mit der Brühe ablöschen. Das Bohnenkraut zugeben und zugedeckt 15 bis 18 Minuten köcheln lassen. Mit Pfeffer und Salz würzen. Das Bohnenkraut entfernen.
4. Das Gemüse auf Tellern anrichten. Mit den Salamiwürfeln bestreut servieren.

## Lauch-Kartoffel-Suppe

ZUTATEN

♦ Kohlenhydrate | 2 Portionen | ⏱ 25 Min.

1 große Stange
Lauch
400 g Kartoffeln
1 EL Butter
600 ml Gemüse-
brühe
Salz
Pfeffer
1 Zweig frischer
Majoran
2 EL saure Sahne
1 kleines Bund
Schnittlauch

1. Den Lauch putzen, längs aufschneiden, gründlich waschen und in Scheiben schneiden. Kartoffeln schälen, waschen und in kleine Würfel schneiden.
2. Die Butter in einem Topf schmelzen lassen. Unter Rühren Lauch und Kartoffelstücke zufügen und leicht andünsten. Mit der Brühe aufgießen und zugedeckt bei schwacher Hitze 15 Minuten köcheln lassen.
3. Die Suppe mit dem Mixstab pürieren. Mit Salz, Pfeffer und Majoran abschmecken und die Sahne locker unterziehen.
4. Schnittlauch waschen, trocken schütteln und in kleine Röllchen schneiden. Die Suppe anrichten und mit den Schnittlauchröllchen bestreuen.

TIPP: Kartoffeln stärken das Immunsystem. Als Schon- und Heilkost wirken sie außerdem krampflösend, säurebindend und entwässernd. Vor allem Fettleibige, Rheumatiker, Gicht- und Stoffwechselkranke sollten Kartoffeln öfter auf ihrem Speiseplan haben.

## Buntes Kartoffel-Gemüse-Gratin

♦ Kohlenhydrate | 2 Portionen | ⏱ 35 Min. | Backzeit: 20 Min.

ZUTATEN

1. Die Kartoffeln waschen, schälen und in kleine Würfel schneiden. Mit Wasser bedecken und 20 bis 25 Minuten gar kochen. Anschließend etwas Wasser abgießen und die Kartoffeln im restlichen Kochwasser zu Brei stampfen. Den Kartoffelbrei mit der Sahne, etwas Salz und Muskatnuss verfeinern, dann in die Mitte einer Auflaufform geben.
2. Die Pilze putzen und in dünne Streifen schneiden. Die Paprikaschote waschen, halbieren, putzen und klein würfeln. Die Zucchini waschen und in dünne Scheiben schneiden. Zwiebel und Knoblauch schälen und fein hacken.
3. Zwiebel- und Knoblauchstücke in einer Pfanne mit Öl glasig dünsten. Das Gemüse zufügen und unter Rühren 5 Minuten schmoren lassen. Mit Pfeffer, Salz, Oregano und Rosmarin würzen. Den Backofen auf 175 °C vorheizen.
4. Das Gemüse über den Kartoffelbrei schichten. Den Käse in kleine Stücke schneiden und gleichmäßig auf dem Gemüse verteilen. Das Gratin bei 175 °C etwa 20 Minuten überbacken.

400 g Kartoffeln
2 EL Sahne
Meersalz
frisch geriebene Muskatnuss
150 g Champignons
1 große rote Paprikaschote
1 Zucchini
1 Zwiebel
1–2 Knoblauchzehen
1 EL Öl
Pfeffer
1 TL Oregano
1 TL Rosmarin
150 g Emmentaler

## Gratinierter Kartoffelbrei mit feinem Gemüse

♦ Kohlenhydrate | 2 Portionen | ⏱ 30 Min. | Backzeit: 15 Min.

ZUTATEN

1. Die Kartoffeln schälen, in kleine Würfel schneiden, mit Salzwasser knapp bedecken und zugedeckt in 20 Minuten weich kochen. Anschließend im eigenen Kochwasser stampfen, mit 2 Esslöffeln Sahne und Muskatnuss verfeinern.
2. Möhren putzen, waschen und fein würfeln. Butter in einem Topf schmelzen lassen. Erbsen und Möhren zugeben und unter Rühren 5 Minuten braten. Brühe angießen und zugedeckt 10 Minuten köcheln lassen. Backofen auf 180 °C vorheizen.
3. Den Kartoffelbrei in eine Auflaufform geben und das abgetropfte Gemüse darüberschichten.
4. Die restliche Sahne mit der Gemüsebrühe und dem Käse verrühren. Die Sauce über das Gemüse gießen. Das Ganze im Backofen 15 Minuten backen, bis die Oberfläche goldbraun ist.

400 g Kartoffeln
Meersalz
8 EL Sahne
1/2 TL frisch geriebene Muskatnuss
400 g Möhren
1 EL Butter
250 g Erbsen (TK)
100 ml Gemüsebrühe
80 g geriebener Greyerzer Käse

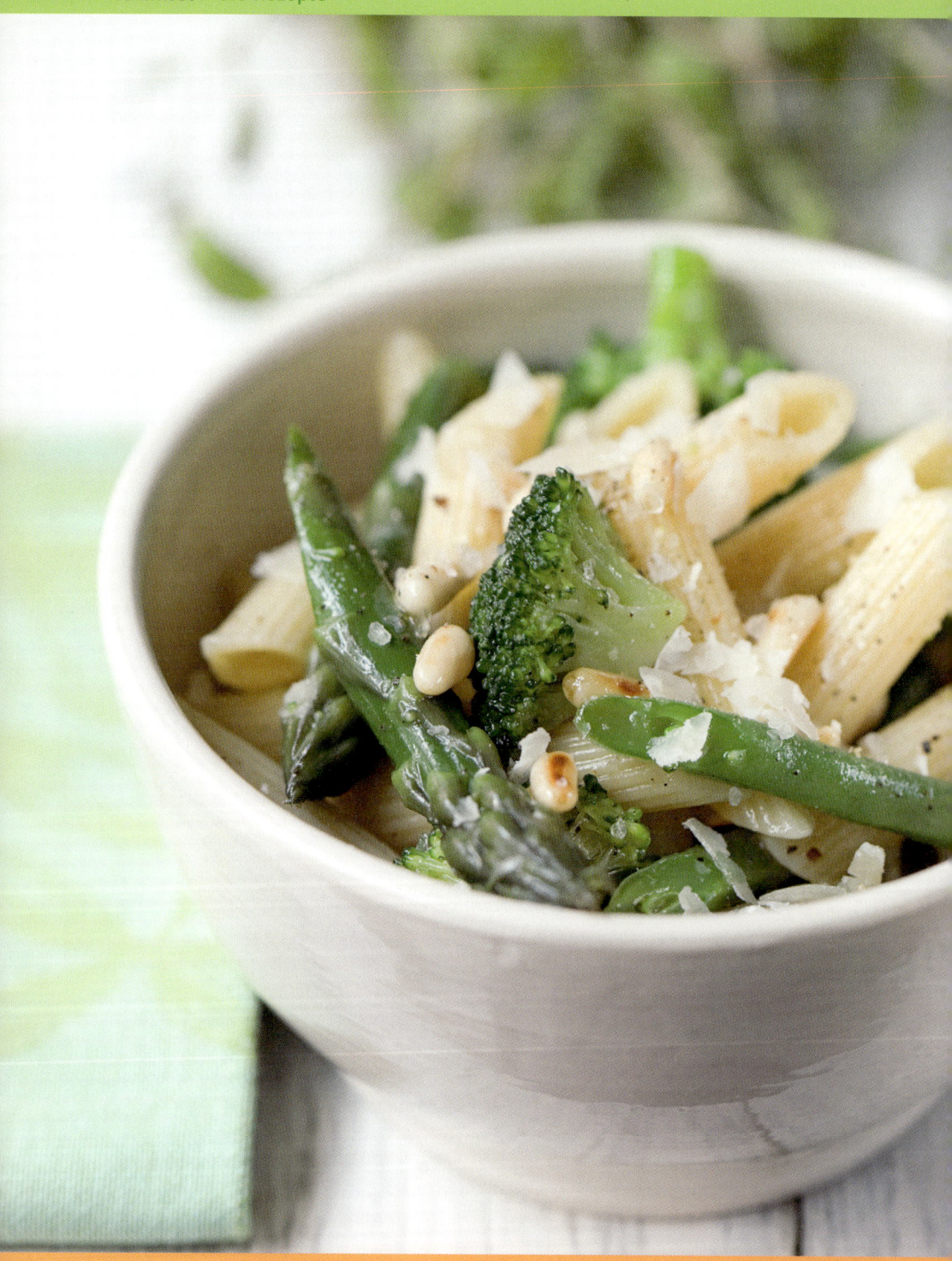

Penne mit grüner Ratatouille

## Penne mit grüner Ratatouille (Foto)

♦ Kohlenhydrate | 2 Portionen | ⏱ 30 Min.

**ZUTATEN**

1. Die Pinienkerne in einer Pfanne ohne Fett rösten und beiseitestellen. Die Nudeln in reichlich Salzwasser bissfest garen.
2. Vom Spargel die unteren Enden abbrechen. Den oberen Spargel in etwa 5 Zentimeter lange Stücke schneiden. Die Bohnen putzen, waschen und in etwa 3 Zentimeter lange Stücke schneiden. Den Brokkoli ebenfalls putzen, waschen und in kleine Röschen teilen. Die Stiele schälen und in kleine Stücke schneiden.
3. Bohnen und Brokkoli in Salzwasser etwa 10 Minuten bissfest garen, herausnehmen.
4. Das Öl in einer großen Pfanne erhitzen. Die ungeschälten Knoblauchzehen, Spargelstücke, Bohnen und Brokkoli zufügen und alles bei starker Hitze unter Rühren braten. Mit Pfeffer und Salz leicht würzen. Die Nudeln untermischen. Mit den Pinienkernen und dem Parmesankäse bestreuen.

2 EL Pinienkerne
160 g Penne
Meersalz
250 g grüner Spargel
250 g grüne Bohnen
250 g Brokkoli
2 EL Olivenöl
4 ungeschälte Knoblauchzehen
Pfeffer
2 EL grob gehobelter Parmesankäse

## Nudelpaella

♦ Kohlenhydrate | 2 Portionen | ⏱ 35 Min.

**ZUTATEN**

1. Die Aubergine in 1 Zentimeter breite Scheiben schneiden, mit Salz bestreuen und 10 Minuten ziehen lassen. Anschließend mit Küchenkrepp trocknen. 2 Esslöffel Öl in einer Pfanne erhitzen und die Scheiben von jeder Seite braun braten.
2. Die Pilze putzen und in Streifen schneiden. Die Paprikaschote waschen, halbieren, putzen und würfeln. Die Zucchini putzen und in Scheiben schneiden. Zwiebel schälen und fein hacken.
3. Das restliche Öl in einer Pfanne erhitzen. Zwiebel darin glasig dünsten. Das restliche Gemüse zufügen und unter Rühren 3 Minuten scharf anbraten. Die Brühe angießen und das Gemüse aufkochen lassen.
4. Die Nudeln unterrühren und alles so lange köcheln lassen, bis die Nudeln gar sind. Danach scharf weiterbraten, bis alles Wasser verdampft ist. Mit Pfeffer, Salz, Kurkuma und Oregano würzen. Die gebratenen Auberginen dekorativ auf die Paella setzen und servieren.

1 kleine Aubergine
Meersalz
3 EL Öl
150 g Champignons
1 rote Paprikaschote
1 Zucchini
1 Zwiebel
300 ml Gemüsebrühe
140 g reisförmige Nudeln (Risoni)
Pfeffer
Kurkuma
1 TL gerebelter Oregano

## Spaghetti mit scharfer Sahnesauce

### ZUTATEN

♦ Kohlenhydrate | 2 Portionen | ⏱ 25 Min.

1 Romana-Salat
1 EL Obstessig
2 EL Öl
Pfeffer, Meersalz
160 g Vollkorn-
spaghetti
1 kleine Zwiebel
3–4 Knoblauch-
zehen,
75 g Sahne
100 ml Gemüse-
brühe
1 TL Sambal Oelek
1 EL Parmesankäse
Kräutersalz

1. Den Romana-Salat putzen, waschen, trocken schleudern, in mundgerechte Stücke teilen und auf einer Platte anrichten. Für das Dressing den Obstessig, 6 Esslöffel Wasser, 1 Esslöffel Öl, Pfeffer und Salz verrühren und die Salatblätter damit gleichmäßig beträufeln.
2. Die Nudeln in reichlich Salzwasser nach Packungsangabe bissfest garen. Die Zwiebel und den Knoblauch schälen und fein würfeln. Das restliche Öl erhitzen, Zwiebel- und Knoblauchwürfel unter Rühren darin anbraten.
3. Sahne und Brühe zugießen, Sambal Oelek und Parmesankäse unterrühren und alles mit Kräutersalz würzen.
4. Die Nudeln abgießen, abtropfen lassen und noch heiß mit der Sahnesauce vermischen. Die Spaghetti zusammen mit dem Salat servieren.

## Dünne Bandnudeln mit Pilzragout

### ZUTATEN

♦ Kohlenhydrate | 2 Portionen | ⏱ 35 Min.

1 weißer Rettich
Meersalz
125 g Joghurt
2 EL getrocknete
Steinpilze
1 kleine Zwiebel
200 g Champignons
200 g Austernpilze
1 EL Butter
Pfeffer
160 g dünne Band-
nudeln
5 EL Sojacreme
Cuisine

1. Den Rettich schälen, grob raspeln und mit Salz würzen. Joghurt untermischen und den Salat ziehen lassen.
2. Die Steinpilze mit warmem Wasser bedecken und 10 Minuten einweichen. Die Zwiebel schälen und fein würfeln. Die übrigen Pilze putzen und in Streifen schneiden.
3. Die Butter in einer Pfanne zerlassen und die Zwiebelwürfel darin glasig dünsten. Austernpilze und Champignons zugeben und bei mittlerer Hitze 8 bis 10 Minuten braten. Die Steinpilze zusammen mit dem Einweichwasser zu den übrigen Pilzen geben. Mit Pfeffer und Salz würzen.
4. Die Nudeln in reichlich Salzwasser bissfest garen, abgießen und gut abtropfen lassen. Das Pilzragout mit der Sojacreme verfeinern. Zusammen mit den Nudeln und dem Rettichsalat servieren.

## Bäuerlicher Nudelsalat

♦ Kohlenhydrate  |  2 Portionen  |  🕐 35 Min.

**ZUTATEN**

1. Die Nudeln in reichlich Salzwasser nach Packungsangabe bissfest garen, dann abgießen und abtropfen lassen.
2. Den Brokkoli waschen, putzen und in kleine Röschen teilen, die Stiele schälen. Alles mit Wasser bedecken und 8 bis 10 Minuten garen. Danach aus dem Wasser nehmen und abtropfen lassen. Etwas Kochwasser beiseitestellen.
3. Die Pilze putzen und in Scheiben schneiden. Die Butter in einer Pfanne erhitzen und die Champignons darin dünsten.
4. Die Gurke schälen und in kleine Stücke schneiden. Salami in kleine Würfel schneiden. Die Nudeln mit der Gurke und den Salamiwürfeln mischen.
   Die Petersilie waschen, trocken schütteln und fein hacken.
5. Joghurt mit Mayonnaise, 3 Esslöffeln Brokkolikochwasser, Senf, Apfelessig, Pfeffer und Kräutersalz cremig verrühren. Dressing untermischen, mit Petersilie bestreut servieren.

160 g Hörnchen-
nudeln
Meersalz
250 g Brokkoli
150 g Champignons
2 TL Butter
1 kleine Salatgurke
100 g Rindersalami
1 kleines Bund
Petersilie
150 g Joghurt
1 EL Mayonnaise
Senf, Apfelessig
Pfeffer
Kräutersalz

## Überbackene Pasta mit Bohnen und Mozzarella

♦ Kohlenhydrate  |  2 Portionen  |  🕐 40 Min.

**ZUTATEN**

1. Die Nudeln in reichlich kochendem Salzwasser bissfest garen, dann abgießen und abtropfen lassen.
2. Die Bohnen putzen, waschen und in etwa 3 Zentimeter lange Stücke schneiden. Bohnen und Bohnenkraut in kochendem Salzwasser 12 Minuten lang garen, aus dem Wasser nehmen.
3. Die Zwiebel schälen und in dünne Ringe schneiden. Die Champignons putzen und in Scheiben schneiden. Den Backofen auf 180 °C vorheizen.
4. Das Öl in einer Pfanne erhitzen, Zwiebelringe darin glasig dünsten. Pilze zufügen und unter Rühren etwa 5 Minuten kräftig braten. Die Bohnen und Nudeln untermischen, mit Pfeffer und Salz würzen, dann in eine Auflaufform geben.
5. Den Mozzarella abtropfen lassen, in Scheiben schneiden und gleichmäßig auf den Bohnen verteilen. Im Backofen 20 Minuten überbacken, bis der Käse geschmolzen ist.

160 g Pasta (z. B.
Farfalle oder Penne)
Meersalz
500 g grüne Bohnen
1 Zweig Bohnen-
kraut
1 Zwiebel
200 g Champignons
1 EL Öl
Pfeffer
125 g Mozzarella

## Käsespätzle mit Tomaten

♦ Kohlenhydrate | 2 Portionen | ⏱20 Min.

160 g kleine
Nudeln, z. B. Spätzle
Meersalz
1 Zwiebel
1 EL feines Weizen-
vollkornmehl
1–2 EL Sonnen-
blumenöl
Pfeffer
60 g geriebener
Emmentaler
2 Fleischtomaten

1. Die Spätzle in reichlich Salzwasser nach Packungsangabe bissfest garen, dann abgießen und abtropfen lassen.
2. Die Zwiebel schälen und in Ringe schneiden. Die Zwiebel-ringe im Mehl wälzen.
3. Das Öl in einer beschichteten Pfanne erhitzen, die Zwiebel-ringe dazugeben und knusprig backen. Die Spätzle hinzu-fügen und unter Wenden bei starker Hitze braten. Mit Pfeffer und Salz würzen.
4. Den Käse gleichmäßig auf den Spätzle verteilen und die Pfanne mit einem Deckel schließen. Bei geringer Hitze den Käse schmelzen lassen. Die Tomaten in Spalten schneiden und zusammen mit den Spätzle servieren.

## Nudelgratin

ZUTATEN

♦ Kohlenhydrate | 2 Portionen | ⏱30 Min.

je 1 rote und grüne
Paprikaschote
1 EL Öl
160 g Vollkorn-
spiralnudeln
Meersalz
200 ml Gemüse-
brühe
100 g Sahne
80 g geriebener
Greyerzer Käse
Pfeffer
1 TL Oregano

1. Die Paprikaschoten halbieren, putzen, waschen und in kleine Würfel schneiden. Das Öl in einer Pfanne erhitzen und die Paprikawürfel darin leicht anbraten.
2. Die Nudeln in reichlich Salzwasser bissfest garen, dann abgie-ßen und abtropfen lassen. Den Backofen auf 175 °C vorheizen.
3. Die Gemüsebrühe mit der Sahne zum Kochen bringen und die Hälfte des Käses unter Rühren darin schmelzen lassen. Die Sauce mit Pfeffer und Oregano würzen.
4. Die Nudeln in eine Auflaufform geben und mit den Paprika-würfeln mischen. Mit der Käsesauce übergießen und den rest-lichen Käse darüberstreuen. Im Ofen etwa 15 Minuten über-backen, bis der Käse eine leicht braune Kruste hat.

TIPP: Nudeln sind ausgezeichnete Energiespender. Besonders Voll-kornnudeln, aus Vollweizen hergestellt, verfügen über reichlich B-Vitamine und einen hohen Anteil an Ballaststoffen.

## Reisnudeln in Gemüse-Curry-Sauce

♦ Kohlenhydrate   |   2 Portionen   |   ⏱ 25 Min.

### ZUTATEN

1. Die Reisnudeln mit kochendem, leicht gesalzenem Wasser übergießen, kurze Zeit quellen lassen, aus dem Wasser nehmen und gut abtropfen lassen.
2. Die Frühlingszwiebeln putzen und waschen. Das Grün in Röllchen, das Weiße in kleine Würfel schneiden. Die Zuckerschoten putzen und waschen. Die Paprikaschote halbieren, putzen, waschen und in dünne Streifen schneiden. Die Chilischote putzen, waschen und in feine Ringe schneiden, die Kerne dabei entfernen. Die Keimlinge waschen und verlesen.
3. Das Öl im Wok erhitzen. Zwiebel, Zuckerschoten, Paprikastreifen, Chili und Keimlinge zugeben und unter Rühren 3 Minuten kräftig braten.
4. Die Kokosmilch mit 5 Esslöffeln Wasser verdünnen und einmal aufkochen lassen. Mit Curry, Sojasauce, Pfeffer und Salz würzen. Die Reisnudeln untermischen und sofort servieren.

125 g Reisnudeln
Meersalz
2 Frühlingszwiebeln
100 g Zuckerschoten
1 rote Paprikaschote
1 rote Chilischote
100 g Sojabohnen-
keimlinge
1 EL Öl
200 ml Kokosmilch
(aus der Dose)
1–2 TL Curry
1–2 EL helle Soja-
sauce
Pfeffer

## Endiviensalat mit Reisnudeln und Cashewkernen

♦ Kohlenhydrate   |   2 Portionen   |   ⏱ 25 Min.

### ZUTATEN

1. Die Reisnudeln etwas zerkleinern, mit kochendem Wasser übergießen, kurze Zeit quellen lassen, aus dem Wasser nehmen und gut abtropfen lassen.
2. Den Salat putzen, waschen und in mundgerechte Stücke schneiden. Zwiebel und Knoblauch schälen und fein hacken. Die Chilischote putzen, waschen und in feine Ringe schneiden, die Kerne dabei entfernen.
3. Das Öl in einer Pfanne erhitzen. Zwiebel, Knoblauch, Chili und Cashewkerne darin goldbraun braten. Den Endiviensalat zufügen und unter häufigem Schwenken dünsten, bis er zusammengefallen ist.
4. Die Nudeln unter das Gemüse mischen. Mit Pfeffer, Salz und Sojasauce würzen. Mit den Oliven garniert servieren.

125 g Reisnudeln
1 Endiviensalat
1 Zwiebel
2 Knoblauchzehen
1 rote Chilischote
1 EL Öl
2 EL Cashewkerne
Pfeffer
Meersalz
1–2 EL Sojasauce
12 schwarze Oliven

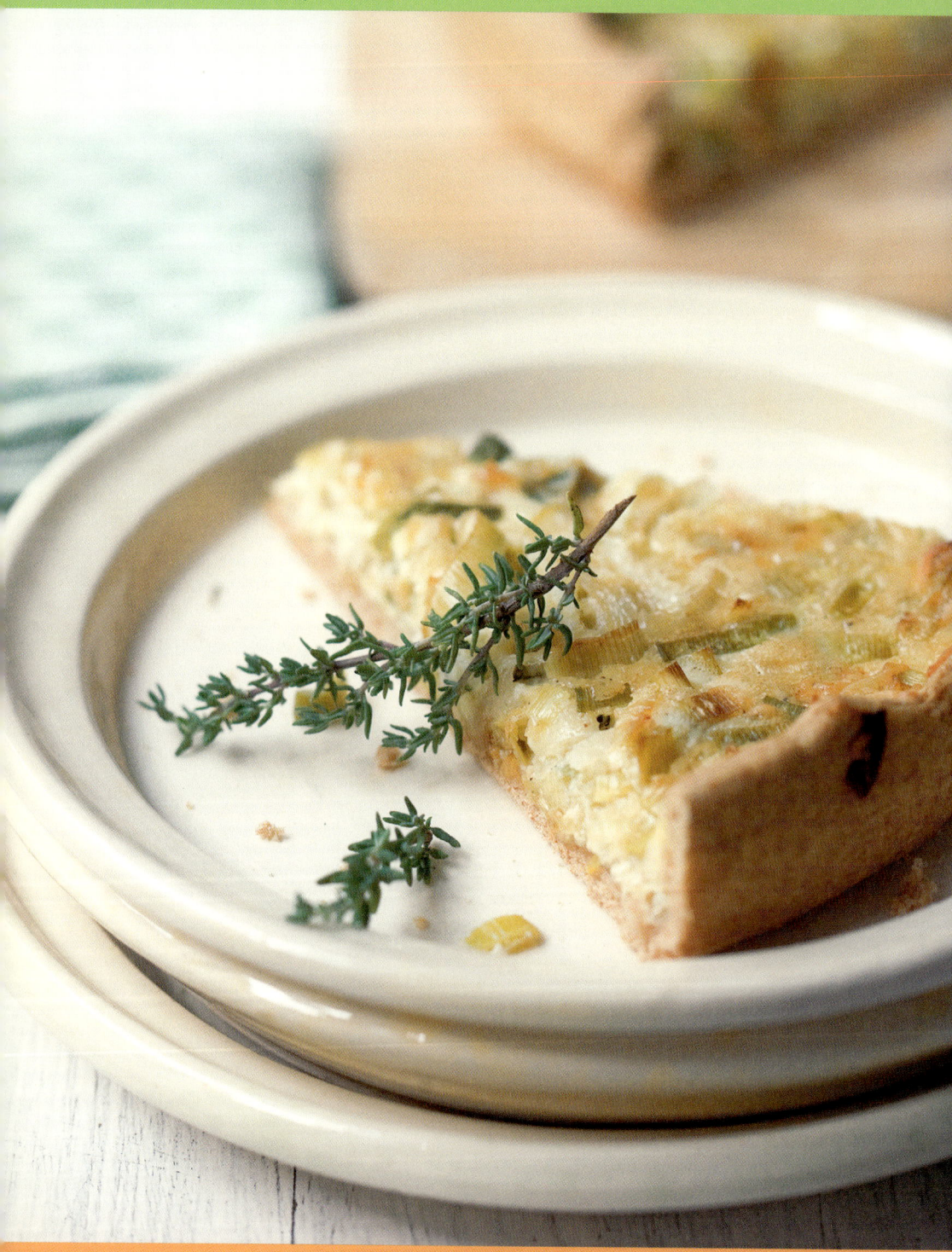

Zwiebelquiche

## Zwiebelquiche (Foto)

♦ Kohlenhydrate  |  4 Portionen  |  ⏱ 40 Min.  |  Backzeit: 25 Min.

1. Die Hefe im warmen Wasser auflösen und mit der Hälfte des Mehls zu einem Vorteig verrühren. Den Teig etwa 20 Minuten zugedeckt an einem warmen Ort gehen lassen.
2. Das restliche Mehl, das Salz und 1/2 Esslöffel Öl hinzufügen und alles zu einem Teig verkneten. Den Teig in eine gefettete Springform geben, gleichmäßig verteilen und am Rand etwas hochziehen. Zugedeckt an einem warmen Ort nochmals 20 Minuten gehen lassen.
3. Den Lauch und die Zwiebel putzen und in feine Ringe schneiden. Das übrige Öl in einer Pfanne erhitzen und beides darin glasig dünsten. Den Backofen auf 180 °C vorheizen.
4. Die Sahne mit 80 Milliliter Wasser, Eigelb und Käse verquirlen. Mit Kräutersalz, Muskat und Cayennepfeffer würzen.
5. Die gebratenen Lauch- und Zwiebelringe gleichmäßig auf dem Teig verteilen und mit der Sahne-Käse-Mischung begießen. Im Backofen etwa 20 bis 25 Minuten backen.

**ZUTATEN**

25 g frische Hefe
130 ml warmes Wasser, 200 g Dinkelvollkornmehl
1/2 TL Meersalz
2 1/2 EL Öl
Butter für die Form
1 Stange Lauch
1 Gemüsezwiebel
80 g Sahne
1 Eigelb, 100 g geriebener Käse, neutral
1 TL Kräutersalz
1/2 frisch geriebene Muskatnuss, 1 Msp. Cayennepfeffer

## Dinkelsalat

♦ Kohlenhydrate  |  2 Portionen  |  ⏱ 30 Min.  |
Einweichzeit: ca. 8 Stunden

1. Den Dinkel in einem Topf knapp mit Wasser bedecken und über Nacht quellen lassen. Am nächsten Tag die Körner mit dem Einweichwasser zum Kochen bringen und bei schwacher Hitze 25 Minuten garen. Die Rosinen mit kochendem Wasser übergießen, 5 Minuten ziehen lassen, dann abgießen.
2. Zwiebel schälen und hacken. Apfel waschen, entkernen und in kleine Würfel schneiden. Mit der Hälfte des Obstessigs beträufeln. Walnüsse grob hacken. Rosinen, Zwiebel, Apfel und Nüsse mischen und abgetropften Dinkel unterrühren.
3. Petersilie waschen und, bis auf einige Zweige, fein hacken. Joghurt mit Crème fraîche, Frutilose, übrigem Obstessig und Petersilie verrühren, mit Kräutersalz würzen. Dinkelsalat mit Dressing und mit Petersilienzweigen garniert servieren.

**ZUTATEN**

100 g Dinkel
3 EL Rosinen
1 Zwiebel
1 großer mürber Apfel, 3 TL Obstessig
8 Walnüsse
Meersalz
1/2 kleines Bund Petersilie
150 g Joghurt
2 EL Crème fraîche
1 TL Frutilose
Kräutersalz

## Gemüse mit Bulgur und Schafskäse

ZUTATEN

♦ Kohlenhydrate | 2 Portionen | ⏱ 25 Min.

Meersalz
150 g Bulgur
1 Zwiebel
150 g Champignons
1 rote Paprikaschote
1 EL Sonnen-
blumenöl
Pfeffer
100 g Schafskäse
(Feta)
5 Zweige Petersilie

1. 400 Milliliter leicht gesalzenes Wasser zum Kochen bringen. Den Bulgur zugeben und bei abgeschalteter Herdplatte 15 Minuten quellen lassen, bis das Wasser aufgesogen ist.
2. Inzwischen die Zwiebel schälen und fein hacken. Die Pilze putzen und in Scheiben schneiden. Die Paprikaschote halbieren, entkernen, waschen und in feine Würfel schneiden.
3. Das Öl in einer Pfanne erhitzen, die Zwiebel, Pilze und Paprikawürfel darin scharf anbraten und alles 10 Minuten dünsten.
4. Den Bulgur unter das Gemüse rühren, mit Pfeffer und Salz würzen. Den Käse zerkrümeln und darauf verteilen. Die Petersilie waschen, hacken und darüberstreuen.

## Haferflockenbratlinge mit sahniger Pilzsauce

ZUTATEN

♦ Kohlenhydrate | 2 Portionen | ⏱ 35 Min.

1 Zwiebel
1 Möhre
1 EL Butter
2 EL Sonnenblumen-
kerne
440 ml Gemüse-
brühe
100 g Haferflocken
Pfeffer
Salz
1 TL frische Majo-
ranblättchen
250 g Austernpilze
1 TL Kartoffelstärke
2 EL Crème fraîche
2 EL Vollkorn-
semmelbrösel
1 1/2 EL Sonnen-
blumenöl

1. Die Zwiebel schälen und fein würfeln. Die Möhre putzen, waschen und fein raspeln.
2. Die Butter in einem Topf schmelzen lassen und die Zwiebel darin bei schwacher Hitze glasig werden lassen. Die Möhrenraspel und Sonnenblumenkerne zufügen und 2 Minuten braten.
3. 240 Milliliter Gemüsebrühe angießen, die Haferflocken untermischen und unter Rühren aufkochen lassen. Bei geringer Hitze so lange rühren, bis ein fester Brei entsteht. Mit Pfeffer, Salz und Majoran würzen, 10 Minuten quellen lassen.
4. Die Austernpilze putzen, in Streifen schneiden und in einer Pfanne mit 1 Esslöffel Öl anbraten. Übrige Gemüsebrühe zugießen und 5 bis 8 Minuten köcheln lassen. Die Kartoffelstärke in 80 Milliliter kaltem Wasser auflösen, zur Sauce geben und unter Rühren aufkochen lassen. Vom Herd nehmen, mit Pfeffer und Salz abschmecken, Crème fraîche unterrühren.
5. Aus der Haferflockenmasse vier Bratlinge formen und in den Semmelbröseln wenden. Die Bratlinge in einer Pfanne mit dem übrigen Öl von beiden Seiten 10 Minuten braten. Zusammen mit der Sauce servieren.

## Ingwerreis mit Möhrenrohkost

♦ Kohlenhydrate  |  2 Portionen  |  ⏱ 30 Min.

1. Den Reis in einen Topf geben, mit leicht gesalzenem Wasser bedecken und bei schwacher Hitze 10 Minuten köcheln lassen. Den Herd ausschalten und weitere 10 Minuten quellen lassen.
2. Zwiebel schälen und in Ringe schneiden. Einen Apfel waschen, vierteln, entkernen und in kleine Würfel schneiden. Ingwer schälen und fein würfeln.
3. Das Öl in einer Pfanne erhitzen. Zwiebelringe, Apfelstücke und Ingwer unter Rühren 10 Minuten braten. Den abgetropften Reis untermischen und weitere 4 bis 5 Minuten braten. Mit Pfeffer und Salz würzen und mit der Worcestersauce abschmecken.
4. Für den Salat die Möhren und den zweiten Apfel waschen, schälen und fein raspeln. Essig mit 6 Esslöffeln Wasser, Honig, Zitronenschale und der Sahne verrühren. Den Salat damit anmachen und zusammen mit dem Ingwerreis servieren.

TIPP: Parboiled Vollkornreis bietet sich als Alternative zum »normalen« Vollkornreis an, da die wertvollen Inhaltsstoffe durch die Vorbehandlung in die inneren Schichten getrieben werden.

ZUTATEN

125 g parboiled Vollkornreis
Meersalz, 1 Zwiebel
2 mürbe Äpfel
1 Stück Ingwer
(1 x 1 cm)
1 EL Öl, z. B.
Sesamöl
Pfeffer
einige Spritzer
Worcestersauce
400 g Möhren
1 EL Obstessig
1 TL Honig
1 TL abgeriebene
Schale einer unbehandelten Zitrone
3 EL saure Sahne

## Rosinen-Bananen-Reis

♦ Kohlenhydrate  |  2 Portionen  |  ⏱ 25 Min.

1. Den Reis in einen Topf geben, mit Wasser bedecken, aufkochen lassen und zugedeckt bei schwacher Hitze 10 Minuten köcheln lassen. Den Herd ausschalten, Rosinen zufügen und weitere 10 Minuten quellen lassen.
2. Die Mandeln grob hacken. Die Banane schälen und in kleine Würfel schneiden.
3. Die Butter in einer Pfanne schmelzen lassen; die Mandeln darin rösten. Bananenwürfel zufügen und unter Wenden braten.
4. Den gut abgetropften Reis dazugeben. Honig, Zitronenschale und Sahne unterrühren und den Rosinen-Bananen-Reis mit dem Zimt bestreut servieren.

ZUTATEN

125 g parboiled Vollkornreis
2 EL Rosinen
40 g Mandeln
1 große Banane
1 EL Butter, 1 EL
Honig, 1 TL abgeriebene Schale einer unbehandelten
Zitrone, 4 EL Sahne
1–2 TL Zimt

## Pikanter Reissalat

ZUTATEN

◆ Kohlenhydrate | 2 Portionen | ⏱ 35 Min.

120 g Naturreis
1 kleine rote
Chilischote
150 ml Gemüse-
brühe
100 g Erbsen (TK)
2 EL Pinienkerne
1 rote Paprikaschote
1 kleiner Apfel
1 EL Obstessig
1 Zwiebel
80 g roher Rinder-
schinken
125 g Joghurt
2 EL gehackte
Petersilie
Pfeffer, Meersalz

1. Den Reis in einem Topf mit Wasser bei milder Hitze etwa 25 Minuten garen lassen. Anschließend abgießen. Die Chilischote waschen, halbieren, entkernen und in feine Ringe schneiden.
2. Die Gemüsebrühe zum Kochen bringen, die unaufgetauten Erbsen zugeben und bei schwacher Hitze 10 Minuten köcheln lassen. Dann aus dem Wasser nehmen, die Brühe beiseitestellen. Die Pinienkerne ohne Fett in einer Pfanne kurz rösten.
3. Die Paprikaschote waschen, halbieren, entkernen, die Stielansätze herausschneiden und die Schotenhälften in sehr kleine Würfel schneiden. Den Apfel waschen, vierteln, das Kerngehäuse entfernen und die Apfelviertel fein würfeln. Sofort mit dem Obstessig beträufeln. Die Zwiebel schälen und fein hacken. Den Schinken in kleine Würfel schneiden.
4. Paprika-, Apfel-, Zwiebel- und Schinkenwürfel und die Erbsen mit dem Reis mischen. Joghurt mit 5 Esslöffeln Gemüsebrühe, der Petersilie, Pfeffer und Salz verrühren. Den Salat anmachen und mit den Pinienkernen bestreuen.

## Curryreis mit Auberginen

ZUTATEN

◆ Kohlenhydrate | 2 Portionen | ⏱ 35 Min.

125 g parboiled
Vollkornreis
Meersalz
1 kleine Aubergine
1 Stange Lauch
1 große rote Paprika-
schote
5 Zweige Petersilie
3 EL Sonnen-
blumenöl
1 EL Curry
1 EL Sojasauce

1. Den Reis in einem Topf mit gesalzenem Wasser 10 Minuten köcheln lassen und weitere 10 Minuten quellen lassen.
2. Die Aubergine in Scheiben schneiden, mit Salz bestreuen und 10 Minuten ziehen lassen. Den Lauch putzen, längs halbieren, waschen und in Ringe schneiden. Die Paprikaschote putzen, halbieren, waschen und klein würfeln. Die Petersilie waschen.
3. 1 Esslöffel Öl erhitzen, Lauch und Paprikastücke zufügen und unter Rühren 10 Minuten dünsten. Den abgetropften Reis unterrühren. Mit Curry und Salz würzen.
4. Die Auberginenscheiben trocken tupfen und mit dem restlichen Öl in einer Pfanne von jeder Seite braun braten. Die Scheiben auf den Curryreis setzen. Mit der Sojasauce abschmecken und mit abgezupften Petersilienblättchen garnieren.

## Gefüllte Paprikaschoten aus dem Römertopf®

♦ Kohlenhydrate | 2 Portionen | ⏱ 35 Min. | Backzeit: 55 Min.

### ZUTATEN

1. Den Tontopf mit Deckel 20 Minuten wässern.
2. Den Reis in einem Topf mit gesalzenem Wasser 10 Minuten köcheln lassen, anschließend 10 Minuten quellen lassen.
3. Von den Paprikaschoten jeweils einen Deckel abschneiden, die Schoten entkernen und waschen. Die Zwiebel schälen und fein hacken. Den Lauch längs vierteln, waschen und in Stücke schneiden. Die Champignons putzen und in Würfel schneiden.
4. Das Öl in einer Pfanne erhitzen, Zwiebeln, Lauch und Pilze darin anbraten. Die Erbsen zufügen, mit Curry, Pfeffer, Salz und Worcestersauce würzen und bei geringer Hitze 10 Minuten garen. Reis und Sahne untermischen und die Paprikaschoten mit der Masse füllen. Jeweils einen Deckel obenauf setzen.
5. Die restliche Füllung in den Römertopf® geben und die Brühe angießen. Paprikaschoten daraufsetzen, Römertopf® schließen und auf ein Blech in den kalten Backofen stellen. Die ersten 5 Minuten bei 80 °C anheizen, dann auf 250 °C hochschalten. Nach 50 Minuten aus dem Ofen nehmen und servieren.

125 g parboiled
Vollkornreis
Meersalz
4 gelbe Paprika-
schoten
1 Zwiebel
1 Stange Lauch
150 g Champignons
1 EL Olivenöl
125 g Erbsen
Curry
Pfeffer
Worcestersauce
4 EL Sahne
80 ml Gemüsebrühe

## Gewürzreis mit Gemüse und Apfelstückchen

♦ Kohlenhydrate | 2 Portionen | ⏱ 40 Min.

### ZUTATEN

1. Den Reis zusammen mit Kurkuma, Nelken, Zimtstange, Piment, 1 Messerspitze Muskatnuss und Salz in einen Topf geben, mit Wasser bedecken und 30 Minuten köcheln lassen. Den Herd ausschalten und den Reis weitere 10 Minuten quellen lassen. Nelken und Zimtstange entfernen.
2. Zucchini und Aubergine waschen und in kleine Würfel schneiden. Die Zwiebel schälen und fein würfeln. Den Apfel schälen, entkernen und ebenfalls klein würfeln.
3. Das Öl in einer Pfanne erhitzen und die Zwiebel darin bei schwacher Hitze glasig werden lassen. Die Gemüse- und Apfelwürfel zufügen und unter Rühren 10 Minuten dünsten.
4. Reis, Rosinen, Haselnüsse unterrühren und mit Curry und Salz würzen. Mit der gehackten Petersilie bestreut servieren.

125 g Naturreis
1/2 TL Kurkuma
2 Nelken
1 kleine Zimtstange
1/2 TL Piment, Mus-
katnuss, Meersalz
1 Zucchini, 1 Auber-
gine, 1 Zwiebel
1 mürber Apfel
1 EL Sonnenblumen-
öl, 2 EL Rosinen
12 Haselnüsse, Curry
2 EL Petersilie

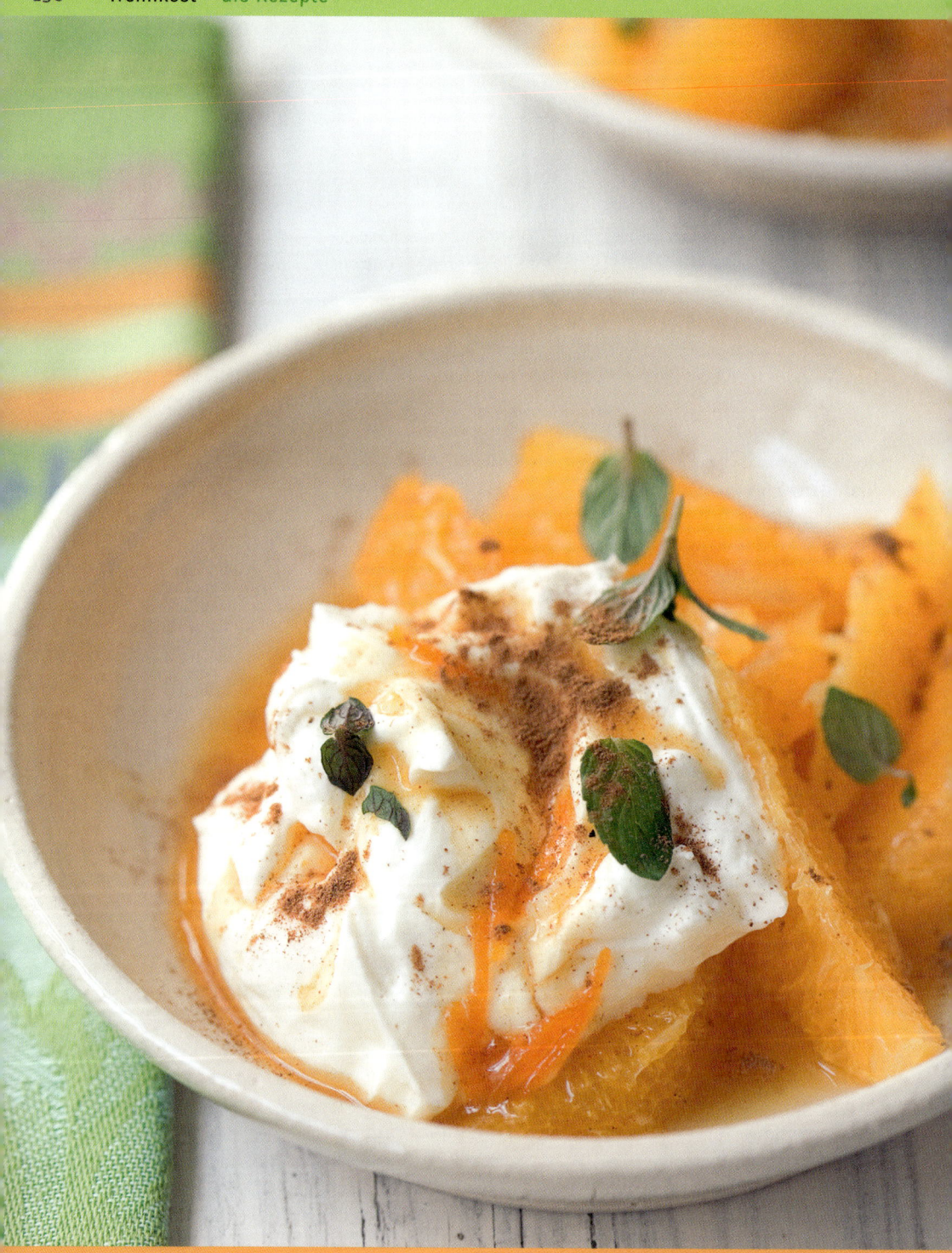

Orangenfilets mit Quark-Joghurt-Creme

## Kleine Palatschinken mit süßer Quarkfüllung

♦ Kohlenhydrate | 2 Portionen | ⏱ 30 Min.

1. Das Mehl mit dem Backpulver mischen und mit der Kokos-milch, 7 Esslöffeln Wasser, Eigelb und Salz zu einem glatten Teig verrühren. 5 Minuten quellen lassen.
2. 1 Teelöffel Öl in einer kleinen beschichteten Pfanne (20 Zentimeter Durchmesser) erhitzen. Eine kleine Schöpfkelle Teig hineingeben und bei mittlerer Hitze den Pfannkuchen von jeder Seite 1 bis 2 Minuten backen. Aus dem restlichen Öl und dem übrigen Teig drei weitere dünne Palatschinken backen. Anschließend beiseitestellen und warm halten.
3. Die Pfannkuchen mit dem Quark bestreichen, Ahornsirup und Sonnenblumenkerne darauf verteilen, zusammenrollen und servieren.

50 g feines Dinkel-vollkornmehl
1 TL Weinstein-Backpulver
100 ml Kokosmilch (Dose), 1 Eigelb
1 Prise Meersalz
4 TL Sonnen-blumenöl
4 EL Quark (20 % Fett i. Tr.)
4 TL Ahornsirup
4 TL Sonnenblumen-kerne

## Orangenfilets mit Quark-Joghurt-Creme (Foto)

♦ Eiweiß | 2 Portionen | ⏱ 10 Min.

1. Die Orangen gründlich waschen. Von einer Frucht etwas Schale sehr dünn abschneiden, dann den Saft auspressen. Die restlichen zwei Orangen schälen und filetieren.
2. In einem kleinen Topf den Saft und die Schale der Orange bei mittlerer Hitze kurz aufkochen lassen. Zimt, Cayennepfeffer und Honig unterrühren. Anschließend abkühlen lassen.
3. Quark mit Joghurt glatt rühren, den gewürzten Orangensaft dazugeben und mit dem Zitronensaft abschmecken. Die Orangenfilets auf zwei Teller geben und zusammen mit der Quark-Joghurt-Creme servieren.

3 unbehandelte Orangen
1 TL Zimtpulver
1 Msp. Cayenne-pfeffer
1 EL Honig
100 g Quark (20 % Fett i. Tr.)
150 g Joghurt
1 TL Zitronensaft

TIPP: Orangen filetieren – mit einem guten Messer kein Problem: Schale mitsamt der weißen Haut entfernen. Mit einem scharfen Messer entlang der weißen Linien links und rechts bis zur Mitte der Orange schneiden. Jetzt die einzelnen Spalten entnehmen. Das restliche Fruchtfleisch mit der Hand zu Saft pressen.

## Birnenstücke mit Fruchtsauce

ZUTATEN

♦ Eiweiß  |  2 Portionen  |  ⏱ 20 Min.  |  Kühlzeit: 30 Min.

2 Birnen
125 g Erdbeeren
(frisch oder TK)
1 EL Ahornsirup

1. Die Birnen waschen, vierteln, das Kerngehäuse herausschneiden und die Viertel in dünne Spalten schneiden. Die Birnenscheiben in einen Topf geben, mit Wasser bedecken und zugedeckt bei schwacher Hitze 15 Minuten köcheln lassen. Anschließend kalt stellen.
2. Die Erdbeeren putzen, waschen, mit dem Mixstab pürieren und mit dem Ahornsirup süßen. Die Birnenscheiben zusammen mit der Erdbeersauce servieren.

TIPP: Statt der Erdbeeren können Sie auch Himbeeren oder Brombeeren verwenden.

## Bananendessert

ZUTATEN

♦ Kohlenhydrate  |  2 Portionen  |  ⏱ 15 Min.  |  Kühlzeit: 1 Stunde

4 Blatt weiße
Gelatine
1 große Banane
1 Vanilleschote oder
1/2 TL Vanillepulver
200 g Buttermilch
150 g Joghurt
2 EL flüssiger Honig
Zimt

1. Die Gelatine in kaltem Wasser 10 Minuten einweichen.
2. Die Banane schälen und in kleine Stücke schneiden.
3. Die Vanilleschote mit einem spitzen Messer aufschneiden und das Mark herauskratzen. Die Buttermilch mit dem Joghurt, dem Vanillemark und dem Honig gut verrühren.
4. Die Gelatine ausdrücken, in einem kleinen Topf auflösen und tropfenweise unter die Buttermilchcreme rühren. Die Bananenstücke unterziehen, in Dessertgläser füllen und nach dem Erstarren mit dem Zimt bestäuben.

TIPP: Bananen machen gute Laune! Die leicht verdaulichen Kohlenhydrate bewirken, dass im Gehirn mehr vom »Glückshormon« Serotonin gebildet wird. Bananen helfen aber auch Blutfette zu normalisieren und schützen wegen ihres hohen Kalium- und Magnesiumgehalts Herz und Gefäße.

# Spekulatiusherzen

♦ Kohlenhydrate  |  ca. 30 Stück  |  ⏱ 20 Min.  |  Backzeit: 10 Min.

1. Das Mehl mit den Gewürzen und dem Salz in einer Schüssel mischen und in die Mitte eine Vertiefung drücken.
2. Die in Stückchen geschnittene Butter, Eigelb, Honig und Mandeln hineingeben und alles rasch zu einem geschmeidigen Teig verkneten.
3. Den Teig auf einer bemehlten Arbeitsfläche etwa 1/2 Zentimeter dick ausrollen und mit herzförmigen Ausstechförmchen Plätzchen ausstechen. Den Backofen auf 175 °C vorheizen.
4. Die Herzen auf ein gefettetes Backblech legen, mit etwas Sahne bestreichen und auf jedes Herz eine halbe Mandel legen. Im Ofen etwa 10 Minuten backen.

TIPP: Vollkornteig lässt sich besser ausrollen, wenn man zwischen den Teig und das Nudelholz eine Lage Klarsichtfolie legt.

### ZUTATEN

200 g feines Dinkelvollkornmehl
1 TL Kardamom
1 TL Zimt
1 TL Nelkenpulver
1 Msp. Meersalz
125 g kalte Butter
1 Eigelb, 75 g Honig
100 g gemahlene Mandeln, etwas Butter für das Blech
3 EL süße Sahne zum Bestreichen
ca. 30 Mandelhälften

# Zimtapfelstückchen mit gerösteten Pinienkernen

♦ Kohlenhydrate  |  2 Portionen  |  ⏱ 20 Min.

1. Die Rosinen mit kochendem Wasser übergießen, 5 Minuten ziehen lassen, dann das Wasser abgießen.
2. Die Äpfel waschen, schälen, vierteln, entkernen und in kleine Würfel schneiden. Die Butter in einer Pfanne schmelzen lassen und die Apfelstückchen darin leicht anbraten. Die Rosinen unterrühren, kurz mitbraten und dann vom Herd nehmen.
3. Den Honig mit dem Joghurt und Zimt cremig rühren. Die Pinienkerne in einer beschichteten Pfanne ohne Fett rösten.
4. Die Apfelstückchen auf zwei Desserttellern anrichten und den Zimtjoghurt darübergeben. Mit den Pinienkernen bestreuen.

TIPP: Rosinen enthalten die Mineralstoffe der vollreifen Trauben in konzentrierter Form, allen voran Kalium, Magnesium und Eisen. Zusammen mit Nüssen (Studentenfutter) bilden sie eine ideale Fitnessnahrung.

### ZUTATEN

2 EL Rosinen
2 mürbe Äpfel
1 EL Butter
1 EL flüssiger Honig
150 g Joghurt
1–2 TL Zimt
2 EL Pinienkerne

## Quark-Sahne-Torte ohne Backen

♦ Kohlenhydrate | 12 Portionen | ⏱ 20 Min. |
Kühlzeit: 3–4 Stunden

### ZUTATEN

250 g Vollkorn-
zwieback
125 g weiche Butter
7 EL Honig
7 Blatt Gelatine
200 g Sahne
250 g Sahnequark
150 g Frischkäse
2 TL abgeriebene
Schale einer unbe-
handelten Zitrone

1. Den Zwieback in der Küchenmaschine fein mahlen. Die Zwiebackkrümel mit der Butter und 1 Esslöffel Honig gut verkneten. Drei Viertel des Teiges anschließend auf dem Boden einer Springform gleichmäßig verteilen und fest andrücken.
2. Die Gelatine in kaltem Wasser 5 Minuten quellen lassen.
3. Die Sahne steif schlagen. Quark, Frischkäse, 6 Esslöffel Honig und Zitronenschale miteinander verrühren. Die Sahne unterheben. Die Gelatine ausdrücken, in einem kleinen Topf bei geringer Hitze auflösen und tropfenweise unter die Quarksahne rühren. Anschließend auf dem Boden verteilen.
4. Den restlichen Teig als Streusel darüberstreuen. Die Torte noch 3 bis 4 Stunden kalt stellen.

## Rührkuchen mit versteckten Apfelstückchen

♦ Kohlenhydrate | 12 Stücke | ⏱ 30 Min. | Backzeit: 45–50 Min.

### ZUTATEN

3 EL Rosinen
125 g weiche Butter
2 Eigelb, 100 g
flüssiger Honig
4 EL Sahne
1/2 TL Kardamom
1–2 TL Zimt
1 TL Nelkenpulver
1 Msp. Meersalz
3 TL Weinstein-
Backpulver
350 g feines Dinkel-
oder Weizenvoll-
kornmehl
3 mürbe Äpfel
Butter für die Form

1. Die Rosinen mit kochendem Wasser übergießen, 5 Minuten ziehen lassen, dann abgießen.
2. Die Butter zusammen mit den Eigelben, dem Honig, der Sahne und 8 Esslöffeln Wasser zu einem glatten Teig verrühren. Rosinen, Kardamom, Zimt, Nelkenpulver und Salz zufügen und alles gut verrühren.
3. Das Backpulver mit dem Mehl mischen und nach und nach unter den Teig rühren. Den Backofen auf 160 °C vorheizen.
4. Die Äpfel schälen, die Kerngehäuse entfernen und das Fruchtfleisch in kleine Würfel schneiden. Die Apfelstückchen unter den Teig rühren.
5. Eine Kastenform (30 Zentimeter Länge) einfetten, den Teig einfüllen und glatt streichen. Im Backofen 45 bis 50 Minuten backen. Anschließend den Kuchen leicht auskühlen lassen, vorsichtig aus der Form lösen und auf ein Kuchengitter stürzen.

## Haferflockenplätzchen

◆ Kohlenhydrate | 20 Stück | ⏱ 20 Min. | Backzeit: 10 – 12 Min.

1. Die Haferflocken mit den gemahlenen Mandeln, dem Mehl, dem Backpulver und dem Salz in einer Schüssel mischen und in die Mitte eine Vertiefung drücken.
2. Die in Stückchen geschnittene Butter, Eigelb, Honig, Haselnüsse, Rosinen, Leinsamen und Sesam hineingeben und alles rasch zu einem geschmeidigen Teig verkneten. Den Backofen auf 180 °C vorheizen.
3. Ein Backblech einfetten oder mit Backpapier auslegen. Mit einem Teelöffel kleine Teighäufchen daraufsetzen. Auf der mittleren Schiene im Backofen etwa 10 bis 12 Minuten backen.

TIPP: Haferflockenplätzchen eignen sich ideal als kleine Nascherei am Arbeitsplatz. In einer gut schließenden Dose und kühl aufbewahrt halten sie sich über eine längere Zeit frisch.

**ZUTATEN**

75 g kernige Haferflocken, 1 EL gemahlene Mandeln
1 gehäufter EL feines Dinkelvollkornmehl
1 TL Backpulver
1 Msp. Salz
100 g Butter
1 Eigelb
50 g flüssiger Honig
50 g gehackte Haselnüsse, 2 EL Rosinen
1 EL Leinsamen, hell
1 EL Sesam
Butter für das Blech

## Nussriegel

◆ Kohlenhydrate | 14 Stück | ⏱ 20 Min. | Backzeit: 35 Min.

1. Die Eigelbe mit dem Schneebesen schaumig aufschlagen. Den Honig, das Öl, das Salz und die geriebene Zitronenschale unter Rühren hinzufügen.
2. Das Mehl mit dem Backpulver mischen. Nach und nach das Mehl und die Buttermilch unter den Teig rühren. 5 Minuten quellen lassen.
3. Den Teig nochmals tüchtig durchrühren und auf eine gefettete, mit Mehl bestäubte rechteckige Kuchenform geben. Den Backofen auf 160 °C vorheizen.
4. Für den Belag die Butter, den Honig und die Sahne in einem Topf vorsichtig aufkochen, die gehackten Haselnüsse unterrühren. Die Masse kurz einkochen, dann gleichmäßig auf dem Teig verteilen. Im Backofen auf der mittleren Schiene etwa 35 Minuten backen. Aus dem Ofen nehmen und noch heiß in Riegel schneiden.

**ZUTATEN**

3 Eigelb, 120 g Honig, 6 EL Sonnenblumenöl, Meersalz
abgeriebene Schale von 1 unbehandelten Zitrone
250 g Dinkelvollkornmehl, 2 TL Weinstein-Backpulver
70 ml Buttermilch
100 g Butter
150 g Honig
120 g Sahne
200 g grob gehackte Haselnüsse

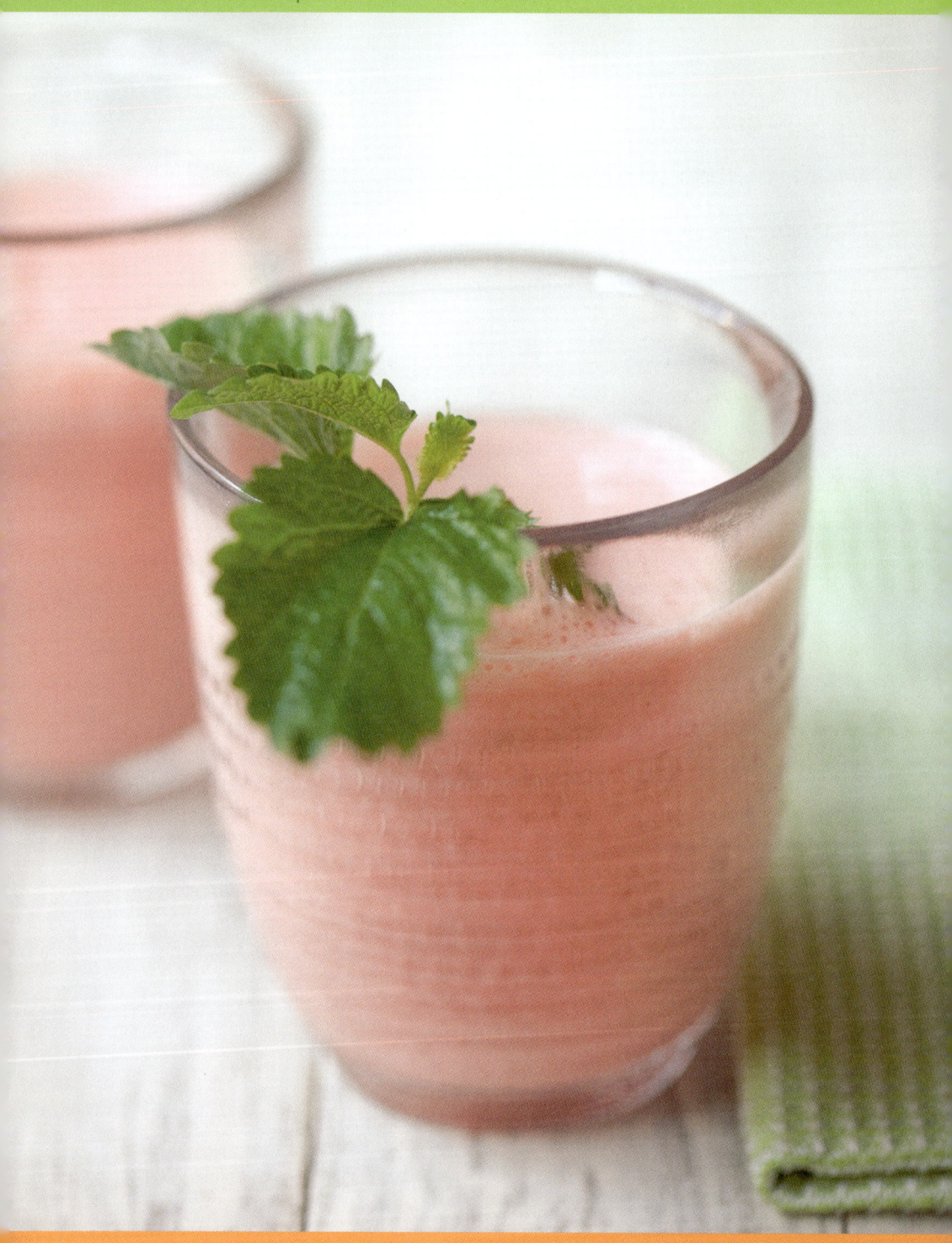

Erdbeer-Shake

## Erdbeer-Shake (Foto)

♦ Eiweiß | 2 Portionen | ⏱ 10 Min.

ZUTATEN

1. Die Erdbeeren unaufgetaut in den Mixer geben. Zusammen mit dem Honig und dem Kefir kräftig pürieren.
2. Den Shake in zwei Gläser geben und mit den Minzeblättchen garnieren.

150 g Erdbeeren (TK)
2 TL Honig
350 g Kefir
4 Minzeblättchen

TIPP: Statt der Erdbeeren können Sie auch frisches Obst je nach Saison verwenden. Da Kefir zu den neutralen Nahrungsmitteln zählt, eignen sich auch Bananen, Datteln und Feigen. Dann allerdings zählt der Shake zu den Kohlenhydraten.

## Geeiste Himbeermilch

♦ Eiweiß | 2 Portionen | ⏱ 10 Min. | Gefrierzeit: 30 Min.

ZUTATEN

1. Die H-Milch im Gefrierschrank anfrosten.
2. Frische Himbeeren waschen und verlesen, tiefgekühlte antauen lassen. Die Himbeeren zusammen mit der Trinksauermilch und dem Ahornsirup mit dem Mixstab fein pürieren.
3. Die angefrorene Milch mit der Schlagscheibe des Mixstabs schaumig aufschlagen, auf die Trinksauermilch geben und leicht unterrühren.
4. Himbeermilch in Gläser füllen, mit Minzeblättchen garnieren und sofort servieren.

100 ml H-Milch
150 g Himbeeren (frisch oder TK)
250 g Trinksauer-milch
2 EL Ahornsirup
4 Minzeblättchen

TIPP: Himbeeren zählen zu den wertvollsten Früchten. Die darin enthaltene Salicylsäure (das »natürliche Aspirin«), die Gerb-stoffe und Pektin sind der Leber bei Entgiftungsarbeiten behilf-lich. Der hohe Kalium-, Eisen- und Magnesiumgehalt macht die Früchte zu einem wirksamen Energielieferanten.

## Heidelbeer-Bananen-Smoothie

ZUTATEN

♦ Kohlenhydrate | 2 Portionen | ⏱ 10 Min.

250 g Heidelbeeren
(frisch oder TK)
1 große Banane
6 Eiswürfel

1. Die Heidelbeeren waschen und verlesen. Einige schöne Früchte für die Garnitur beiseitelegen. Tiefgefrorene Beeren rechtzeitig herausnehmen und antauen lassen.
2. Die Banane schälen und in Stücke schneiden. Die gefrorenen Eiswürfel in einem Icecrusher zerkleinern oder in einem Küchenhandtuch mit einer Teigrolle oder einem Küchenstampfer zerhacken.
3. Heidelbeeren, Bananenstücke und das zerstoßene Eis im Mixer kräftig pürieren. Anschließend in Gläser füllen, mit den Heidelbeeren garnieren und mit langstieligen Löffeln kalt servieren.

TIPP: Heidelbeeren sind reich an wertvollen Schutzvitaminen, die das Immunsystem stärken. Der Farbstoff Myrtillin verleiht diesen Früchten nicht nur die kräftige blaurote Farbe, sondern wirkt zusammen mit den enthaltenen Gerbstoffen als eine Art natürliches Antibiotikum.

## Mandarinen-Kiwi-Smoothie

ZUTATEN

♦ Eiweiß | 2 Portionen | ⏱ 15 Min.

1 säuerlicher Apfel
3 Mandarinen
3 Kiwis
6 EL Apfelsaft,
naturrein

1. Den Apfel waschen, schälen, vierteln und entkernen.
2. Die Mandarinen und Kiwis schälen. 2 Mandarinenspalten und 2 Scheiben Kiwi für die Garnitur beiseitelegen. Restliches Obst in grobe Stücke schneiden und in einem Mixer pürieren. Nach Belieben mit etwas Apfelsaft verdünnen.
3. Anschließend in Gläser füllen, mit den Mandarinen und den Kiwischeiben garnieren und mit dicken Strohhalmen servieren.

TIPP: Smoothies, die cremigen, schaumigen Fruchtcocktails, sind eine erfrischende Mischung aus Getränk und Dessert. Echte Smoothies bestehen zu 100 Prozent aus der kompletten Frucht. Sie sind reich an Vitaminen, Flavonoiden und Spurenelementen und schmecken zum Frühstück wie als Snack zwischendurch.

## Leichte Erdbeer-Mango-Bowle

♦  Eiweiß  |  4–5 Gläser  |  ⏱ 15 Min.  |  Kühlzeit: 2 Std.

1. Den Pfefferminztee mit 1 Liter kochendem Wasser übergießen, 15 Minuten ziehen lassen, danach durchsieben und gut abkühlen lassen.
2. Die Erdbeeren putzen, waschen und in Stücke schneiden. Die Mango schälen, das Fruchtfleisch vom Stein abschneiden und würfeln. Die Zitrone auspressen.
3. Die Früchte in einem großen Krug mischen, Früchtetee und Zitronensaft darübergießen und mit dem Honig leicht süßen. Gut gekühlt servieren.

### ZUTATEN

2 EL loser oder
2 Teebeutel Pfefferminztee
150 g Erdbeeren
(frisch oder TK)
1 Mango
1 Zitrone
1 EL Honig

## Sangria

♦  Eiweiß  |  4–5 Gläser  |  ⏱ 15 Min.  |  Kühlzeit: 2 Std.

1. 1 Orange und 1 Zitrone auspressen. Den Saft mit 125 Milliliter Wasser mischen, in Eiswürfelbehälter füllen und im Eisfach gefrieren lassen.
2. Den Früchtetee mit 500 Milliliter kochendem Wasser übergießen, 15 Minuten ziehen lassen, danach durchsieben und stark abkühlen lassen.
3. Die restlichen Orangen und Zitronen waschen und mit der Schale in kleine Würfel schneiden. Die Früchte in ein Bowlenglas geben. Rotwein und Früchtetee darübergießen und mit dem Honig leicht süßen. Die fruchtigen Eiswürfel zugeben und servieren.

### ZUTATEN

3 unbehandelte
Orangen
2 unbehandelte
Zitronen
1 EL loser oder
2 Teebeutel roter
Früchtetee
1/2 l Rotwein
1 EL Honig

TIPP: Rotwein, mäßig getrunken, steht in dem Ruf, eine vorbeugende gesundheitliche Wirkung zu haben. Er soll das Zusammenkleben von Blutplättchen hemmen, die Gefäße vor Arteriosklerose (Arterienverkalkung) schützen und Thrombosen vorbeugen. Ein Glas wohltemperierter Rotwein am Abend gilt als Schlummertrunk für Gestresste.

## Haferflocken mit Bananenquark

ZUTATEN

♦ Kohlenhydrate | 1 Portion | ⏱ 10 Min.

3 EL Mineralwasser
125 g Quark
1 TL flüssiger Honig
1 Banane
2 EL kernige Hafer-
flocken
1 TL gehackte
Haselnüsse

1. Das Mineralwasser zu dem Quark geben und cremig rühren, mit dem Honig süßen.
2. Die Banane schälen, in kleine Stücke schneiden und unter den Quark mischen.
3. Haferflocken und den Bananenquark in eine kleine Schüssel geben und mit den Nüssen bestreut servieren.

## Apfelmüsli mit Linsensprossen

ZUTATEN

♦ Eiweiß | 1 Portion | ⏱ 10 Min.

3 EL Linsen- oder
Sojasprossen
1 säuerlicher Apfel
1 EL Zitronensaft
125 g Joghurt
einige Tropfen Stevia
(s. u.) oder 1 TL Honig

1. Die Sprossen waschen, verlesen und abtropfen lassen. Den Apfel waschen, vierteln, entkernen, in kleine Würfel schneiden. Sofort mit dem Zitronensaft beträufeln.
2. Joghurt mit einigen Tropfen Stevia oder 1 Teelöffel Honig mischen und mit den Apfelstücken verrühren. Die Sprossen darübergeben.

## Müsli nach Dr. Budwig

ZUTATEN

♦ Eiweiß | 1 Portion | ⏱ 10 Min.

150 g Obst nach
Saison (Apfel, Birne,
Beeren oder Zitrus-
früchte), 2 EL gemah-
lene Leinsamen
80 ml Buttermilch
100 g Quark
1 EL kalt geschleu-
derter Honig
2 EL kalt geschla-
genes Leinöl
1 EL gehackte Nüsse

1. Das Obst putzen, waschen und in kleine Stücke schneiden. Mit dem Leinsamen und der Buttermilch verrühren.
2. Den Quark mit dem Honig und dem Leinöl vermischen und über das Obst geben. Mit den gehackten Nüssen bestreuen.

SÜSSEN OHNE ZUCKER: Stevia – auch Süßkraut genannt – ist eine Pflanze aus Südamerika, die schon seit Jahrhunderten von den dortigen Ureinwohnern als Süßungsmittel sowie für medizinische Zwecke verwendet wird. Stevia ist kalorien- und kohlenhydratefrei und daher sehr gut geeignet für Überge- wichtige und Diabetiker.

## Früchtemüsli

♦ Kohlenhydrate | 1 Portion | ⏱ 10 Min. |
Quellzeit: 6–8 Stunden

1. Die getrockneten Früchte mit Wasser bedecken und über Nacht quellen lassen. Anschließend aus dem Einweichwasser nehmen und die Früchte in Stücke schneiden.
2. Das Einweichwasser mit dem Joghurt verrühren, die Haferflocken und Früchte untermischen.
3. Alles in eine Dessertschale geben und mit den Sonnenblumenkernen bestreuen.

ZUTATEN

40 g gemischte Trockenfrüchte ohne Stein (ungeschwefelt)
125 g Joghurt
2 EL kernige Haferflocken, 1 TL Sonnenblumenkerne

## Kerniges Nussmüsli

♦ Kohlenhydrate | 1 Portion | ⏱ 10 Min.

1. Die Mandeln grob hacken.
2. Die gehackten Mandeln, Sonnenblumenkerne und Sesamsamen in einer beschichteten Pfanne ohne Fett kurz anrösten. Die Nussmischung in eine kleine Schüssel geben und mit den Haferflocken mischen.
3. Den Kefir mit Leinöl und Honig verrühren und mit dem Müsli mischen. Mit den Rosinen bestreut servieren.

ZUTATEN

1 EL Mandeln, 1 EL Sonnenblumenkerne
1 EL Sesamsamen
3 EL kernige Haferflocken, 150 g Kefir
1 EL Leinöl
1 TL flüssiger Honig
1 EL Rosinen

## Pikantes Knuspermüsli

♦ Kohlenhydrate | 1 Portion | ⏱ 10 Min.

1. Die Kürbiskerne in einer Pfanne ohne Fett kurz rösten.
2. Knäckebrote durchbrechen, in ein Küchenhandtuch geben und mit dem Nudelholz in feine Stückchen zerdrücken.
3. Die Radieschen putzen, waschen und drei davon in kleine Stifte schneiden. Joghurt mit dem Salz verrühren und die Radieschenstifte und Kürbiskerne untermischen.
4. Knäckebrotbrösel in eine kleine Schüssel geben und mit dem Joghurt mischen. Zusammen mit den restlichen Radieschen sofort servieren.

ZUTATEN

1 EL Kürbiskerne
2 Scheiben Vollkornknäckebrot
1 kleines Bund Radieschen
125 g Joghurt
Meersalz

## Schinken-Käse-Sandwich

ZUTATEN

◆ Kohlenhydrate | 1 Portion | ⏱ 10 Min.

1/2 kleines Bund
Schnittlauch
2 Scheiben roher
Rinderschinken
30 g Emmentaler
1 große Tomate
1 Vollkornbrötchen
2 EL Joghurt

1. Schnittlauch waschen, trocken schütteln und in kleine Röllchen schneiden. Den Schinken würfeln. Den Käse ebenfalls in kleine Würfel schneiden. Die Tomate waschen, vom Stielansatz befreien und in Spalten schneiden.
2. Das Brötchen halbieren und mit dem Joghurt bestreichen. Mit den Schinken- und Käsewürfeln belegen und mit den Schnittlauchröllchen bestreuen. Die Oberseite aufsetzen und zusammen mit den Tomatenspalten servieren.

TIPP: Sandwichs sind ideal als kleine Mahlzeit, damit der Blutzuckerspiegel während des Tages konstant bleibt.

## Toastbrot mit Mandeln und Banane

ZUTATEN

◆ Kohlenhydrate | 1 Portion | ⏱ 5 Min.

1 Scheibe Vollkornbrot, 1 Banane
2 TL Butter, 1 EL
gehackte Mandeln

1. Das Brot toasten. Die Banane schälen und in Scheiben schneiden.
2. Das Toastbrot dünn mit der Butter bestreichen und mit den Mandeln bestreuen. Die Bananenscheiben darauf verteilen.

## Körnerbrötchen mit Paprikaquark

ZUTATEN

◆ Kohlenhydrate | 1 Portion | ⏱ 10 Min.

1 rote Paprikaschote
150 g Quark (20 %
Fett i. Tr.)
3 EL Mineralwasser
Meersalz, Paprikapulver, rosenscharf
1 Vollkornbrötchen
1 EL Kresse

1. Die Paprikaschote halbieren, putzen und waschen. Eine Hälfte für den Quark in sehr kleine Würfel schneiden, die andere Hälfte in schmale Streifen.
2. Den Quark mit dem Mineralwasser cremig verrühren. Die Paprikawürfel unterrühren und alles mit Salz und dem Paprikapulver kräftig abschmecken.
3. Das Brötchen aufschneiden, mit dem Paprikaquark bestreichen und mit der Kresse bestreuen. Zusammen mit den Paprikastreifen servieren.

## Vollkornbrot mit gebratenen Pilzen

♦ Kohlenhydrate | 1 Portion | ⏱ 15 Min.

1. Die Pilze putzen, waschen und in Scheiben schneiden. Die Zwiebel schälen und in kleine Würfel schneiden.
2. Das Öl in einer Pfanne erhitzen, die Zwiebelwürfel und die Pilzscheiben darin scharf anbraten. Mit Pfeffer, Salz und Provencekräutern würzen.
3. Das Brot dünn mit der Butter bestreichen und mit dem Salatblatt belegen. Die Pilze gleichmäßig darauf verteilen. Mit der Petersilie bestreut servieren.

TIPP: Vollkornbrot, zum Frühstück, als Snack zwischendurch oder am Abend gegessen, liefert wichtige Kohlenhydrate, dient so als Treibstoff für unsere Körperaktivitäten.

**ZUTATEN**

50 g Champignons oder Waldpilze
1 kleine Zwiebel
1 TL Öl, Pfeffer
Meersalz, Kräuter der Provence
1 Scheibe Vollkornbrot, 2 TL Butter
1 großes Salatblatt
1 EL gehackte Petersilie

## Räucherlachsbrötchen

♦ Kohlenhydrate | 1 Portion | ⏱ 10 Min.

1. Den Frischkäse mit dem Meerrettich cremig verrühren.
2. Das Brötchen halbieren und beide Hälften mit dem würzigen Frischkäse bestreichen. Die untere Hälfte gleichmäßig mit dem Lachs belegen und die Zwiebelringe darauf verteilen.
3. Mit dem Dill garnieren und die obere Brötchenhälfte auf die belegte Unterseite setzen.

**ZUTATEN**

4 EL Frischkäse
1 TL Meerrettich (Glas)
1 Vollkornbrötchen
2 Scheiben gebeizter Lachs, einige dünne Zwiebelringe
2 Zweige Dill

## Apfelknäcke mit Hüttenkäse

♦ Kohlenhydrate | 1 Portion | ⏱ 10 Min.

1. Den Apfel waschen, vierteln und entkernen. 1 Apfelviertel in dünne Scheiben schneiden.
2. Die Knäckebrotscheiben dünn mit der Butter bestreichen und mit den Apfelscheiben belegen. Zusammen mit den restlichen Apfelvierteln und dem Hüttenkäse servieren.

**ZUTATEN**

1 mürber Apfel
2 Scheiben Vollkornknäckebrot
1 EL Butter
150 g Hüttenkäse

## Hirsepudding mit Heidelbeeren

◆ Kohlenhydrate | 1 Portion | ⏱ 10 Min.

50 g fein gemah-
lene Hirse
1 EL Crème fraîche
1 Prise Vollmeersalz
2 TL Rapshonig
1/2 TL Vanillepulver
150 g Heidelbeeren
(frisch oder TK)
1 EL Ahornsirup

1. Die Hirse in 200 Milliliter Wasser einstreuen und unter Rühren zum Kochen bringen.
2. Anschließend den Kochtopf vom Herd nehmen, die Hirse kurze Zeit ausquellen lassen. Crème fraîche, Salz, Honig und das Vanillepulver einrühren.
3. Die Heidelbeeren bei Bedarf vorher auftauen lassen. Die Beeren mit dem Ahornsirup süßen und zusammen mit dem Hirsepudding servieren.

## Omas Hafergrütze

ZUTATEN

◆ Kohlenhydrate | 1 Portion | ⏱ 10 Min.

50 g Haferflocken
1/4 l vegetarische
Gemüsebrühe
3 Butterflöckchen

1. Die Haferflocken mit der Gemüsebrühe in einem Topf verrühren. Unter Rühren etwa 3 bis 4 Minuten leicht köcheln lassen.
2. Die Hafergrütze in einen Suppenteller geben und die Butterflöckchen darauf verteilen.

TIPP: Die große Quellfähigkeit befähigt Hafer, überschüssige Magensäure und Gallensäure zu binden, und verhindert dadurch alle möglichen Magen- und Darmerkrankungen.

## Pochierte Eier mit Tomatenstücken

ZUTATEN

◆ Eiweiß | 1 Portion | ⏱ 15 Min.

2 EL Essig
Meersalz
2 Eier
1 große Fleisch-
tomate
Pfeffer

1. Essig mit 1/2 Liter Wasser und Salz zum Kochen bringen. Die Eier einzeln in eine Suppenkelle schlagen und vorsichtig in das leicht siedende Wasser gleiten lassen. Das Eiweiß mit zwei Löffeln an das Eigelb drücken und die Eier etwa 5 Minuten garen.
2. Die Tomate waschen, den Stielansatz entfernen und das Fruchtfleisch in kleine Stücke schneiden. Mit Pfeffer und Salz würzen und zusammen mit den pochierten Eiern servieren.

## Joghurt-Pfirsich-Becher

♦ Eiweiß | 1 Portion | ⏱ 10 Min.

1. Die Rosinen mit kochendem Wasser übergießen, kurze Zeit quellen lassen, dann abgießen.
2. Den Pfirsich waschen und in kleine Stücke schneiden. Die Rosinen mit dem Joghurt und dem Honig mischen.
3. Schichtweise Pfirsichstücke und Joghurt in ein Dessertglas geben. Kalt servieren.

**ZUTATEN**

1 EL Rosinen
1 großer Pfirsich
125 g Joghurt
1 TL Honig

## Melonensalat mit Ingwer-Orangen-Dressing

♦ Eiweiß | 1 Portion | ⏱ 10 Min.

1. Den Ingwer schälen und fein hacken. Die Melone von den Kernen säubern, das Fruchtfleisch in kleine Würfel schneiden und mit dem Zitronensaft beträufeln.
2. Den Orangensaft mit dem Ingwer, dem Kardamom und dem Zimt verrühren und mit der Frutilose leicht süßen. Das Dressing mit den Melonenwürfeln mischen. Mit den Rosinen bestreut servieren.

**TIPP:** Das köstliche Gewürz Ingwer wird hierzulande viel zu wenig in der Küche eingesetzt. Dabei wirkt er ausgezeichnet gegen Übelkeit; er soll Blutverklumpungen hemmen, wirkt entgiftend, entzündungshemmend und stimuliert das zentrale Nervensystem.

**ZUTATEN**

1 haselnussgroßes Stück Ingwer
1/2 kleine Netzmelone
1 EL Zitronensaft
50 ml frisch gepresster Orangensaft
1/2 TL Kardamom
1 TL Zimt
1 EL Frutilose
1 EL Rosinen

## Ananas-Kokos-Joghurt

♦ Eiweiß | 1 Portion | ⏱ 10 Min.

1. Die Ananas schälen, vom harten Strunk befreien und in kleine Würfel schneiden.
2. Die Kokosflocken in einer beschichteten Pfanne ohne Fett kurz anrösten. Die Ananasstücke zufügen und unter Rühren leicht anschwitzen, danach abkühlen lassen.
3. Joghurt mit Honig und Ananasstücken gemischt servieren.

**ZUTATEN**

1/2 kleine Ananas
1 EL Kokosflocken
125 g Joghurt
1 TL Honig

## Überwiegend eiweißhaltige Gruppe

◆ *Eiweißhaltige Speisen nur mit den Kombis verbinden (blau + grün)!*

### Gegarte Fleischsorten aller Art

Bratenfleisch
Gulasch
Rinderhackfleisch
Rouladen
Schnitzel, Steaks
Kalb, Lamm
Geflügel, Gans
Ente, Wild
Fleischfond

◆ *Schweinefleisch bitte meiden.*

### Gegarte Fischsorten

Brasse, Flunder
Forelle, Heilbutt
Hering, Kabeljau
Krebs
Lachs
Langusten
Rotbarsch
Scholle
Seelachs
Seeteufel
Steckmuscheln
Thunfisch
Tintenfisch, unpaniert
Fischfond

### Eier aller Art

Eier, gekocht und pochiert
Omelett
Rühreier, Spiegeleier

## Milch

Alle Trinkmilchsorten, egal welche Fettstufe

## Käse

Alle erhitzten Käsesorten, wie z. B.

Allgäuer Bergkäse
Bel Paese
Biarom
Bierkäse, Blue Stilton
Bonbel, Burlander
Butterkäse
Cantadou
Cantal
Cheddar, Chester
Chorherrenkäse
Danbo
Donautaler
Edamer
Esrom
Fol Epi, Fontal
Gorgonzola
Gouda
Grünländer
Harvarti
Höhlenkäse
Illertaler
Jausenkäse
Maasdamer
Mondseer
Moosbacher
Münsterkäse
Old Amsterdam
Original Sennkäse
Paladin
Pecorino
Pikantje von Gouda
Rottaler
Salzburger Bauernkäse
Steppenkäse, Tilsiter
Trappistenkäse

## Sojaprodukte

Sojafleisch
Tofu

## Getränke

Obstsäfte
Sekt, trocken
Apfelwein
Weiß-, Rot- und Roséwein, herb

## Obstsorten

Brombeeren, Erdbeeren
Himbeeren
Johannisbeeren
Stachelbeeren
Äpfel, frisch
Aprikosen
Birnen, Kirschen
Mirabellen
Nektarinen, Pfirsiche
Pflaumen
Quitten
Reineclauden
Rhabarber
Sauerkirschen
Weintrauben

## Zitrusfrüchte und exotische Obstsorten

Ananas
Granatäpfel
Grapefruits
Kakis, Kiwis
Kumquats
Limetten
Litschis
Mandarinen
Mangos
Orangen, Papayas
Passionsfrüchte
Zitronen

**Bitte beachten Sie hierzu die Trennkost-Richtlinien auf Seite 20!**

**Sonstiges**

Balsamessig und
Himbeeressig
Tomaten, gekocht

## Überwiegend kohlen-hydrathaltige Gruppe

- *Kohlenhydrathaltige Speisen nur mit den Kombis verbinden (orange + grün)!*

### Vollkorngetreide

Amaranth
Buchweizen
Bulgur, Dinkel
Gerste
Grünkern
Hafer, Hirse
Quinoa
Roggen
Weizen
Getreideflocken

### Vollkornerzeugnisse

Vollkornbrot
Vollkornbrötchen
Kuchen und Gebäck aus
Vollkornmehl
Vollkornnudeln
Naturreis

### Kartoffeln

Kartoffeln in jeder Form

### Obst

Äpfel, abgelagert
Bananen
Datteln, frisch
Feigen, frisch
Trockenobst, ungeschwefelt

**Süßungsmittel**

Agavendicksaft
Ahornsirup
Birnen- und Apfeldicksaft
Fruchtzucker
Frutilose
Honig

- *Diese Süßungsmittel dürfen alle in kleinen Mengen auch zum Abschmecken von Eiweißgerichten verwendet werden.*

**Sonstiges**

Bier
Kartoffelstärke
Pilze, getrocknet
Tomaten, getrocknet

## Frei kombinierbare Lebensmittel (= Kombis)

- *Die Kombis sind in zwei Gruppen unterteilt – nach säurebildender und basenbildender Kost.*
- *Teil 1 nicht zu üppig verwenden.*
- *Teil 2 kann ohne Mengenbegrenzung verzehrt werden.*

## Kombis Teil 1

### Fette

Butter
Margarine und Pflanzenfette, ungehärtet
Öle, kalt gepresst

### Gesäuerte Milchprodukte

Buttermilch
Crème fraîche
Dickmilch
Joghurt
Kaffeesahne
Kefir
Quark
Sahne, sauer
Sahne, süß

### Sojaprodukte

Sojacreme
Soja Cuisine

### Käse

Alle Käsesorten aus naturbelassener, roher Milch sind mit Milchsäurebakterien gesäuert, damit leichter verdaulich und zählen so zu den Kombis. Bei pasteurisierten Käsesorten fehlt oftmals die natürliche Säuerung, dadurch sind diese etwas schwerer verdaulich und zählen zu den Eiweißen.

Hartkäse:

Beaufort
Caciocavallo
Comté
Fiore Sardo
Grana Padano
Greyerzer
Grüntener
Idiazábal
Jurassic
Kefalotiri
Manchego, Montasio
Original Parmesan
Provolone

# Kombiplan

Sbrinz Switzerland
Urtaler

◆ *Diese Sorten eignen sich frisch gerieben gut zu Nudelgerichten.*

Schnittkäse:

Allgäuer Emmentaler
Appenzeller
Asiago Pressato
Fontina
Halloumi
Majorero
Morbier
Pyrenäenkäse
Rahmgouda
Reblochon de Savoie
Salers
Schweizer Raclette
Thurgauer
Tomme de Savoie
Wörishofener

◆ *Diese Sorten eignen sich gut als Brotbelag und zum Überbacken.*

Weichkäse:

Amalthée
Banon Chèvre
Brie De Meaux
Brocciu, Cabrales
Camembert
Coulommiers
Epoisses
Feta
Liptauer
Mont d'Or
Munster Géromé
Pouligny Saint-Pierre
Roquefort

Saint Albray
Ziegenmünster

◆ *Diese Sorten eignen sich gut als Brotbelag.*

Sauermilch- und Frischkäse:

Bresso
Frischkäse
Handkäse
Harzer Roller
Hüttenkäse
Korbkäse
Mainzer
Mascarpone
Mozzarella
Olmützer Quargel
Picandou Fermier
Ricotta
Robiola Osella
Schafskäse
Tiroler Graukäse
Ziegenkäse

◆ *Diese Sorten eignen sich gut als Brotbelag, zu Kartoffeln und zum Überbacken.*

### Rohe, luftgetrocknete oder roh geräucherte Wurstwaren

Bündner Fleisch
Debrecziner
Lachsschinken
Salami
Schinken, roh

### Rohes Fleisch

Tatar

◆ *Rohes Fleisch nur ganz frisch verwenden und nicht zu häufig verzehren.*

### Rohe, marinierte Fische

Bismarckhering
Lachs, gebeizt
Matjeshering
Sardellen

### Geräucherte Fische

Aal
Bückling
Forelle
Heilbutt
Lachs
Makrele
Schillerlocken

### Nüsse und Samen

Haselnüsse
Kokosnuss
Leinsamen
Mandeln
Mohn
Sesam
Sonnenblumenkerne
Walnüsse

◆ *Erdnüsse bitte meiden, sie sind schwer verdaulich.*

### Essigersatz

Brottrunk
Molkekonzentrat, vergoren
Obstessig

### Klare, hochprozentige Spirituosen

Korn
Obstbrand, klar
Wacholder

### Sonstiges

Eigelb
Gemüsebrühe

Hefe
Kokosmilch, frisch
Oliven
Rosinen

### Kombis Teil 2

#### Gemüse

Artischocken
Auberginen
Avocado
Blumenkohl
Bohnen, grün
Brokkoli
Chicorée
Chinakohl
Erbsen, grün
Fenchel
Grünkohl
Gurken
Knoblauch
Knollensellerie
Kohlrabi
Kürbis
Lauch
Mais, frisch
Mangold
Melonen
Möhren
Okra
Palmherzen
Paprikaschoten
Peperoni
Radieschen
Rettich
Rosenkohl
Rote Bete
Rotkohl
Sauerkraut
Schwarzwurzel
Spargel
Spinat

Spitzkohl
Staudensellerie
Tomaten, roh
Topinambur
Weißkohl
Wirsing
Zucchini
Zwiebeln

#### Blattsalate

Bataviasalat
Eichblattsalat
Eisbergsalat
Endiviensalat
Feldsalat
Friséesalat
Kopfsalat
Lollo biondo
Lollo rosso
Radicchio
Rauke/Rucola
Romana-Salat

#### Pilze

Austernpilze
Champignons
Egerlinge, Morcheln
Pfifferlinge
Shiitake-Pilze
Steinpilze oder andere
Waldpilze
Trüffel

#### Sprossen und Keime

Alfalfasprossen
Mungobohnensprossen
Radieschensprossen oder
andere Keime

#### Geliermittel

Agar-Agar (eine pulveri-
sierte Meeresalge)

Biobin (pflanzliches Binde-
mittel aus Johannisbrot-
kernmehl)
Gelatine (tierisches
Produkt)

#### Sonstiges

Gewürze (Meerrettich,
Pfeffer, Senf, Zitrus-
schalen)
Heidelbeeren
Kräuter
Kräutertees
Malzkaffee
Naturmolke
Stevia

**Diese Nahrungsmittel sollten
Sie möglichst meiden:**

- *weißes Mehl und die daraus
  hergestellten Produkte,
  z. B. süße und pikante Back-
  waren sowie Nudeln und
  polierten Reis*
- *Zucker, Süßstoffe und daraus hergestellte Produkte,
  z. B. Süßwaren, Marmeladen und Gelees*
- *Fertiggerichte und Konserven*
- *Schweinefleisch, Wurst und
  Schinken vom Schwein und
  rohes Fleisch*
- *gehärtete Fette, z. B. normale Margarine, feste, weiße
  Frittier- und Bratfette (Plat-
  tenfette)*
- *Bohnenkaffee, schwarzen
  Tee und Kakao in großen
  Mengen*
- *hochprozentige Spirituosen*

# Mengenplan

Mithilfe dieses Plans brauchen Sie keine Kalorien oder Fette mehr zu zählen. Hier sehen Sie, welche Mengen für die Kategorien Frühstück, Hauptgericht oder Snack für eine Person angemessen sind. Einfach und schnell, ohne sich kasteien zu müssen, erreichen Sie mit diesem Plan Ihr Wohlfühlgewicht.

◆ *Ganz wichtig: Trinken Sie tagsüber jede Stunde 1 Glas Wasser.*

## Frühstück

Sie haben die Wahl zwischen einem Obstfrühstück, einem eiweißreichen und einem kohlenhydratreichen Frühstück.

## Obstfrühstück

Frisches Obst der Saison in beliebiger Menge.

**Beispiele:**
Ananas • Erdbeeren • Himbeeren • Brombeeren • Äpfel • Birnen • Pfirsiche • Aprikosen • Kiwis • Kirschen • Mirabellen • Nektarinen (siehe Kombiplan)

◆ *Hinweis: Mischen Sie fruchtsäurehaltige Obstsorten nicht mit Bananen, Feigen oder Datteln.*

## Eiweißreiches Frühstück

2 Eier in jeder Form und Zubereitungsart: gefüllte oder gekochte Eier, Omelett, pochierte Eier, Rühr- oder Spiegeleier

Dazu in beliebiger Menge:
**Tomaten, Gurken, Paprikaschoten, Radieschen oder ein anderes Gemüse, aber kein Brot**

## Kohlenhydratreiches Frühstück

1 Scheibe Vollkornbrot (50 g) oder 1 Vollkornbrötchen oder 3 Scheiben Vollkornknäckebrot; diese dünn mit Butter bestreichen und mit Folgendem belegen bzw. bestreichen:
30 g Wurst (ca. 3 dünne Scheiben) oder 30 g Käse (ca. 1 Scheibe) oder 50 g Quark (ca. 2 EL)
Dazu in beliebiger Menge:
Tomaten, Gurken, Paprikaschoten, Radieschen oder ein anderes Gemüse

◆ *Hinweis: Da es keine hundertprozentige Trennung der Nahrungsmittel gibt, können Sie das Brot mit 30 Gramm Wurst oder Käse nach Wahl belegen. Weitere Ideen für Brotbelag finden Sie im Kombiplan.*

## 1 Müsli

◆ *Hinweis: Getreideflocken oder Müslis nicht mit fruchtsäurehaltigen Obstsorten kombinieren. Auch keine Milch verwenden, da diese in Verbindung mit Kohlenhydraten noch schwerer verdaulich wird. Harmonischer werden Müslis mit kohlenhydratreichen Obstsorten und mit gesäuerten Milchprodukten oder Sahne-Wasser-Gemisch (1/3 Sahne auf 2/3 Wasser) oder Reismilch.*

Wenn Sie auf Ihren Kaffee oder schwarzen Tee nicht verzichten möchten, verfeinern Sie diesen mit etwas Sahne. Zum Süßen bietet sich Stevia flüssig, Fruchtzucker oder Agavendicksaft an. Wichtig: Kauen Sie jeden Bissen sorgfältig. Kaffee oder Tee ist kein Speichelersatz.

## Snacks

◆ 200 g frisches Obst der Saison
◆ Rohkost in beliebiger Menge

◆ 100 g Obst, dazu 1/8 l Milch
◆ 200 g gesäuerte Milchprodukte wie z. B. Kefir, Buttermilch, Trinksauermilch, Joghurt

## Mittag- und Abendessen (Hauptgericht)

Sie haben jeweils die Wahl zwischen einer überwiegend eiweißreichen oder kohlenhydratreichen Mahlzeit.

### Eiweißreiches Hauptgericht

◆ 150–200 g Fleisch oder
◆ 150–200 g Fisch oder
◆ 2 Eier oder
◆ 60 g Käse oder
◆ 100 g gegarte Wurstsorten
Essen Sie dazu 400 g Gemüse oder Salat.

### Kohlenhydratreiches Hauptgericht

◆ 50 g Getreide (roh gewogen) oder
◆ 60 g Naturreis (roh gewogen) oder
◆ 90 g Vollkornnudeln (roh gewogen) oder

◆ 200 g Kartoffeln
Essen Sie dazu 400 g Gemüse oder Salat.

Bedienen Sie sich zusätzlich des großen Kombiplans (Seite 146 bis 149). Wählen Sie aus der Kombigruppe Teil 1 (sparsam) und aus der Kombigruppe Teil 2 (reichlich) aus, was Sie mögen.

◆ *Hinweis: Bei der Zusammenstellung der Hauptmahlzeiten gelten folgende Faustregeln:*

  ◆ *Bei einer Eiweißmahlzeit wählen Sie 1 Teil Fleisch, Fisch, Käse oder Eier, dazu 3 bis 4 Teile Gemüse oder Salate.*
  ◆ *Bei einer Kohlenhydratmahlzeit wählen Sie 1 Teil Kartoffeln, Naturreis, Getreide oder Nudeln, dazu 3 bis 4 Teile Gemüse oder Salate.*

# Literatur

**Augustin M., Schmiedel V.:** Leitfaden Naturheilkunde. Urban & Fischer, München 2003

**Bircher R.:** Kopfschmerzen und Migräne. Echte Heilwege ohne Schmerzmittel. Bircher-Benner-Handbuch 15, Bircher-Benner-Verlag, Friedrichsdorf 1996

**Bock G., Heintze T.:** Fibromyalgie-Syndrom – ein ganzheitsmedizinisches Entstehungs- und Therapiemodell. Ärztezeitschrift für Naturheilverfahren 41, 5/2000, ML Verlag, Uelzen 2000

**Böschemeyer U.:** Worauf es ankommt – Werte als Wegweiser. Piper Verlag, München/Zürich 2005

**Budwig J.:** Öl-Eiweiß-Kost. Hyperion-Verlag, Freiburg 1965

**Dosch P.:** Lehrbuch der Neuraltherapie nach Huneke. Karl F. Haug Verlag in MVH Medizinverlage, Heidelberg 1995

**Fischer L.:** Neuraltherapie nach Huneke – Grundlagen, Technik, praktische Anwendungen. Hippokrates Verlag, Stuttgart 2001

**Heintze T.:** Elektroneuraldiagnostik und -therapie nach Croon; in: Augustin M., Schmiedel V.: Leitfaden Naturheilkunde. Urban & Fischer, München 2003

**Heintze T.:** Die Haysche Trennkost bei chronischen Nierenerkrankungen. Ärztezeitschrift für Naturheilverfahren, ML Verlag, Uelzen 1997

**Heintze T.:** Basisbuch Trennkost. Karl F. Haug Verlag in MVS Medizinverlage, Stuttgart 2005

**Heintze T., Imgrund B.:** Ihr Einkaufsführer Trennkost leicht gemacht. Karl F. Haug Verlag in MVS Medizinverlage, Stuttgart 2003

**Heintze T.:** Die Krebserkrankung und ihre Behandlung unter besonderer Berücksichtigung der biologischen Tumortherapie. Vortragsmanuskript 1989

**Heintze T., Summ U.:** Säure-Basen-Harmonie durch Trennkost. Falken Verlag, Niedernhausen 1998

**Heintze T.:** Was kann ich für mich tun, um Stress und Erschöpfung erfolgreich zu bewältigen? Vortragsmanuskript November 2006

**Kuschick N., Fachberatung Heintze T.:** Natürliche Hilfe bei Magen-Darm-Beschwerden. Falken Verlag, Niedernhausen 1998

**Länger und gesünder leben.** Spezial-Report Diabetes, FID-Verlag, Bonn 2007

**Lazarus A. A., Lazarus C. N.:** Der kleine Taschentherapeut. Klett-Cotta Verlag, Stuttgart 1999

**Leibold G.:** Allergien behandeln und lindern. Falken Verlag, Niedernhausen 1986/1987

**Löser C.: Ernährung:** Herausforderung und Geißel des 21. Jahrhunderts. Hessisches Ärzteblatt 8/2007, hg. von der Landesärztekammer Hessen in Frankfurt, Leipziger Verlagsanstalt, Leipzig 2007

**Mansmann V.:** Total erschöpft – Neue Energie durch Naturheilmittel. Gräfe & Unzer, München 2001

**Moser T. F., Loos G. H.:** Hör dich schlank – schlanker, sportlicher und attraktiver mit der Kraft des Unterbewusstseins. CD des FID-Verlags, Bonn 2007

**Rimkus V.:** Die Rimkus-Methode – eine natürliche Hormonersatztherapie. Verlag Mainz, Aachen 2006

**Schendel U. M.:** Was tun bei Rheuma? Verein für anthroposophisches Heilwesen, Bad Liebenzell 1997

**Schipperges H., Vescovi G., Geue B., Schlemmer J.:** Die Regelkreise der Lebensführung. Deutscher Ärzte-Verlag, Köln 1988

**Schmiedel V., Leitzmann C., Lützner H., Heine H.:** Ernährungsmedizin in der Naturheilkunde. Urban & Fischer, München 1999

**Semler E., Heintze T.:** Haysche Trennkost; in: Naturheilverfahren und unkonventionelle medizinische Richtungen. Springer-Verlag, Heidelberg, Juni 2007 (hierin für Wissenschaftler umfangreiches Literaturverzeichnis)

**Slabber M., Barnard H. C., Kuyi J. M., Dannhauser A., Schall R.:** Effects of a low-insulin-response, energy-restricted diet on weight loss and plasma insulin concentrations in hyperinsulinemic obese females. Am J. Clin Nutr 60 (1): 48-53 (1994)

**Volkmann P.-H.:** Ökosystem Mensch – Gesundheit ist möglich. CO`MED Verlag, Hochheim-Massenheim 2002

**Walb L., Heintze T., Lehmann P.:** Original Haysche Trennkost. Karl F. Haug Verlag in MVH Medizinverlage, Heidelberg 1996

## Adressen

**Verbände der ökologischen Landwirtschaft in Deutschland**
**Arbeitsgemeinschaft ökologischer Landbau e. V.**
Baumschulenweg 11
64295 Darmstadt
Tel.: (0 61 55) 20 81
Fax: (0 61 55) 57 74

**Demeter-Bund e. V. – Forschungsring für biologisch-dynamische Wirtschaftsweise e. V.**
Baumschulenweg 11
64295 Darmstadt
Tel.: (0 61 55) 26 74
Fax: (0 61 55) 57 74
www.demeter.de

**Bioland e. V. – Verband für organisch-biologischen Landbau e. V.**
Barbarossastraße 14
73066 Uhingen
Tel.: (0 71 61) 3 10 12
Fax: (0 71 61) 3 78 19
www.bioland.de

**Naturland – Verband für naturgemäßen Landbau e. V.**
Kleinhaderner Weg 1
82166 Gräfelfing
Tel.: (0 89) 8 54 50 71
Fax: (0 89) 85 59 74
www.naturland.de

**ANOG – Arbeitsgemeinschaft für naturnahen Obst-, Gemüse- und Feldfruchtanbau e. V.**
Josef-Schell-Straße 17
53121 Bonn
Tel.: (02 28) 62 75 91
Fax: (02 28) 61 61 70
www.bonnet.de/anog/

**Gäa e. V. – Vereinigung ökologischer Landbau e. V.**
Arndtstraße 11
01099 Dresden
Tel.: (03 51) 4 01 23 89
Fax: (03 51) 4 01 55 19
www.gaea.de

## Dr. Thomas Heintze

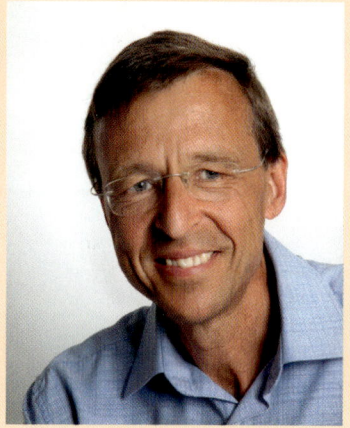

Dr. med. Thomas Heintze (geb. 1955) ist Arzt mit eigener Praxis in Marburg. Mit seinem Einsatz für die Trennkost führt er seit 1989 das Lebenswerk des »Vaters der Trennkost«, Dr. med. Ludwig Walb, fort.

Wenn Sie Fragen zu seinen Empfehlungen in diesem Buch oder zu weiterführenden Themen, z. B. chronischen Krankheiten, haben, erreichen Sie ihn unter:

**Überregionale Praxis für Ganzheitsmedizin**
**Dr. med. Thomas Heintze**
Facharzt für Innere Medizin, Naturheil-
verfahren, Homöopathie und Akupunktur
Am Wäldchen 8
35043 Marburg-Bauerbach
Telefon: (06 42 1) 30 85 77
Telefax: (06 42 1) 30 85 79
Internet: dr-med-heintze.de

## Ursula Summ

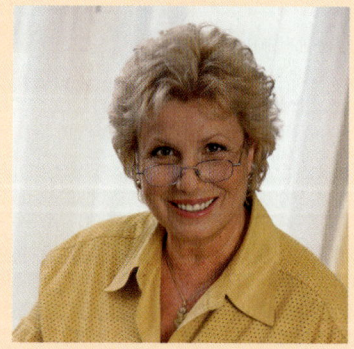

Mit ihrer eigenen Trennkost-Diät ist Ursula Summ seit 30 Jahren erfolgreich, gibt Abnehmkurse und Seminare und hat bislang über vier Millionen Bücher verkauft. Parallel zu Ihren Büchern bietet sie ihren Lesern einen Fernlerngang zum gesunden Abnehmen an. Ursula Summ lebt heute mit ihrer Familie in Spanien, von wo sie täglich Briefe und Anfragen aus der ganzen Welt beantwortet und an neuen Konzepten arbeitet.

Weitere kostenlose Informationen rund um das Abnehmen, erhalten Sie bei:
**Trennkost-Summ**
**Ursula Summ**
Buzon N° 356
Calle Patricio Ferrandiz 40
E−03700 Denia/Alicante
Spanien
E-Mail: summ@trennkost.de
Homepage: www.trennkost.de

Ursula Summ wurde 1947 in Hofheim/Ts. geboren und kam als junge Frau über eigene Probleme mit Gewicht und Gesundheit 1978 zur Hayschen Trennkost. Zum ersten Mal fand sie wirkliche Hilfe und begann, diese Ernährung weiterzuentwickeln und ihre Erfahrungen anderen Menschen mitzugeben.

# Sachregister

# Rezeptregister

**Wichtiger Hinweis**

Die im Buch veröffentlichten Ratschläge wurden von Verfassern und Verlag mit größter Sorgfalt erarbeitet und geprüft. Eine Garantie kann jedoch nicht übernommen werden. Ebenso ist eine Haftung der Verfasser bzw. des Verlages und seiner Beauftragten für Personen-, Sach- oder Vermögensschäden ausgeschlossen.

Genehmigte Lizenzausgabe für Verlagsgruppe Weltbild GmbH, Steinerne Furt, 86167 Augsburg
Copyright © 2008 Knaur Ratgeber Verlag. Ein Unternehmen der Droemerschen Verlagsanstalt Th. Knaur Nachf. GmbH & Co. KG, München

Projektleitung: Kathrin Gritschneder
Redaktion: Annette Barth, Hamburg
Bildredaktion: Sylvie Busche (Ltg.), Tanja Lex, Markus Röleke
Fotos: Getty Images / Marcus Clackson S. 2, 45 / Jamie Grill S. 53 / Mark Hall S. 31 / Robert Harding World Imagery S. 3, 50, 73 / Keiji Iwai S. 64 / Ryan McVay S. 21; Norbert Hellinger S. 81; Imagesource S. 68, 79; Brigitte Sporrer S. 2, 3, 26, 57; StockFood / Michael Brauner S. 11, 16 / Nikolai Buroh S. 34 / FoodPhotography Eising S. 7
Alle Rezeptfotos: Brigitte Sporrer
Umschlaggestaltung: F2 Design, Augsburg
Umschlagmotiv: © Stockfood: Axxa International Spolka z.o.o. (Frau mit Apfel) und Frank Croes (Kalbsschnitzel)

Gesamtherstellung: Typos, tiskařské závody, s.r.o., Plzeň
Printed in the EU

ISBN 978-3-8289-3543-3

2010   2009
Die letzte Jahreszahl gibt die aktuelle Lizenzausgabe an.

Einkaufen im Internet: *www.weltbild.de*